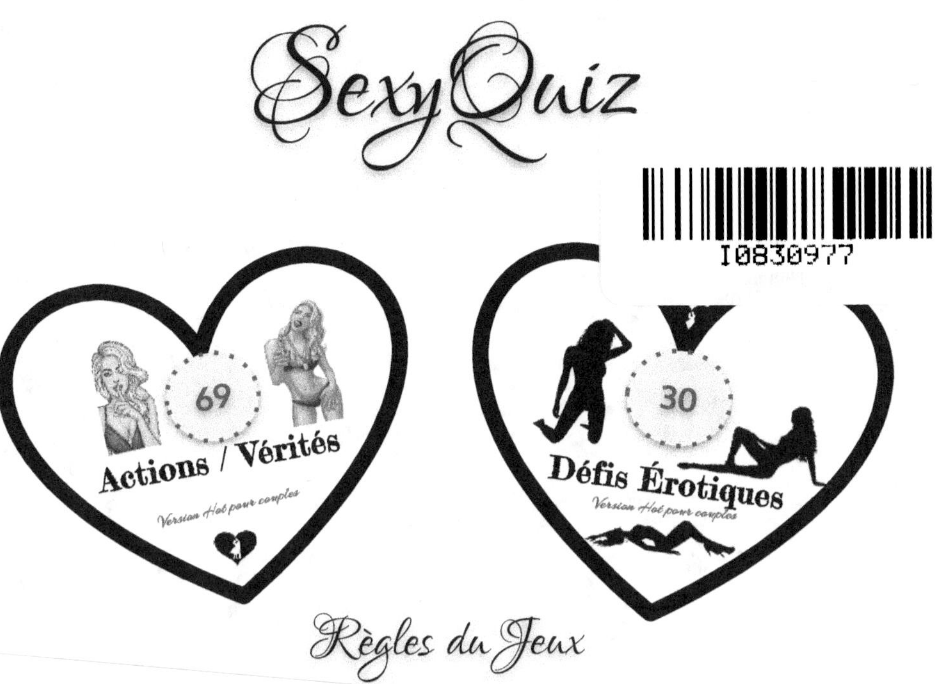

Règles du jeu "69 actions ou vérités"

* Chaque pages comporte une actions et une vérités. Le joueur 1 tient le livre dans les mains, pose la question "Actions ou Vérités" au joueur 2 en le regardant droit dans les yeux et sans que celui-ci puisse voir le contenu.

* Une fois le choix fait, le joueur 1 lit l'action ou la question et le joueur 2 devra alors, soit exécuter l'action soit répondre honnêtement à la question posée. Si le joueur 2 renonce à faire l'action ou répondre à la question, il devra obligatoirement faire l'action ainsi que répondre à la question lors de son prochain tour.

Règles du jeu "30 défis érotiques"

* Relever simplement chaque défis qui vous sera proposé, mais rappelez-vous que le consentement est la clé et que c'est avant tout un jeu fait pour s'amuser.

Le jeu est aussi simple que cela, échangez simplement les rôles à chaque fois. nous vous conseillons à chaque fois d'ouvrir le livre à une page au hasard et de relever le numéro de la page pour signifier qu'elle à déjà été lue. N'hésitez pas à mettre une limite de temps ou de questions avant de commencer.

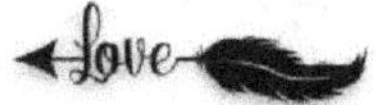

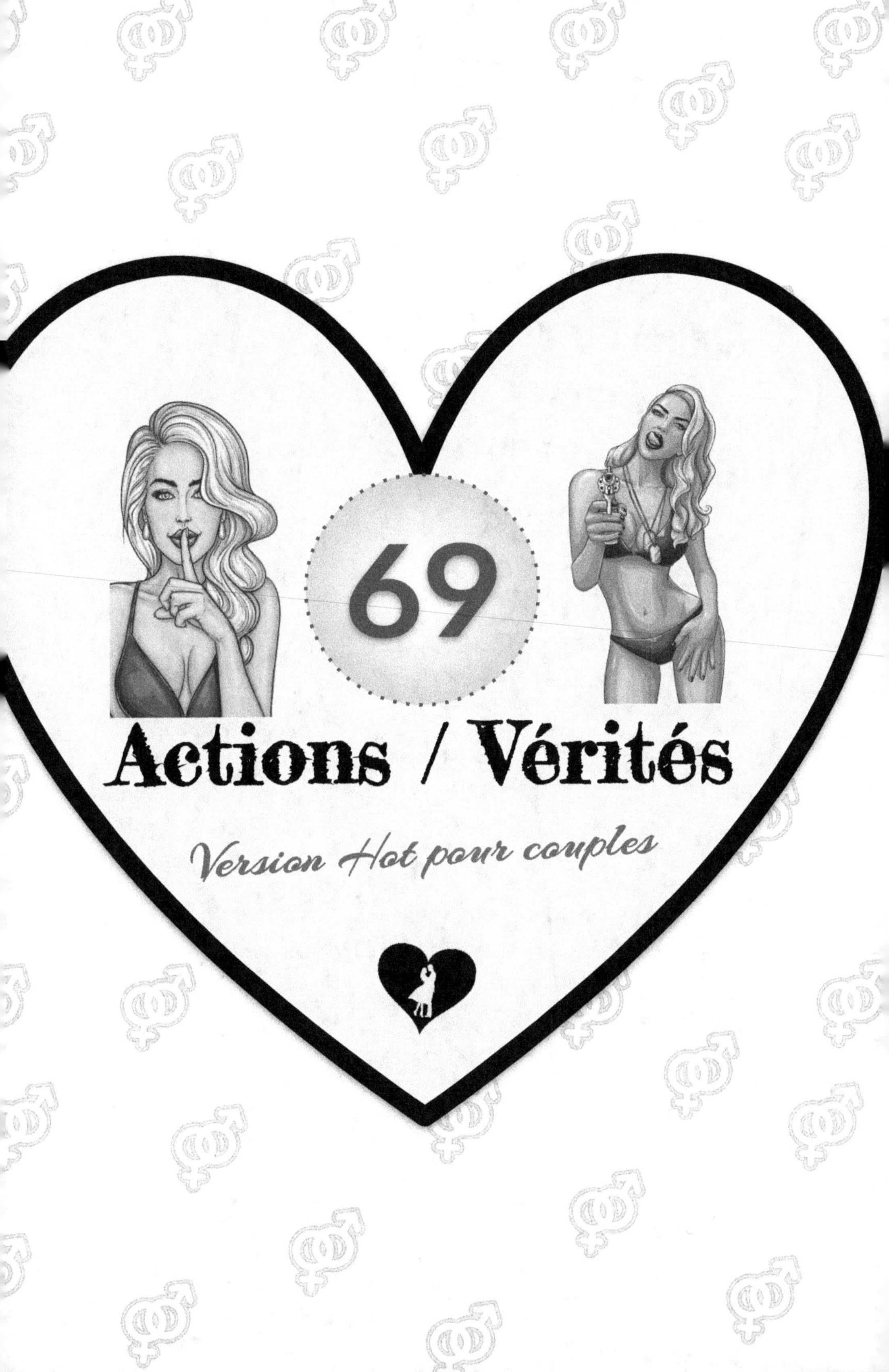

69
Actions / Vérités
Version Hot pour couples

★ Imagine que je suis un(e) étranger(e) dans un bar. Essaie et me draguer et de me convaincre de rentrer avec toi.

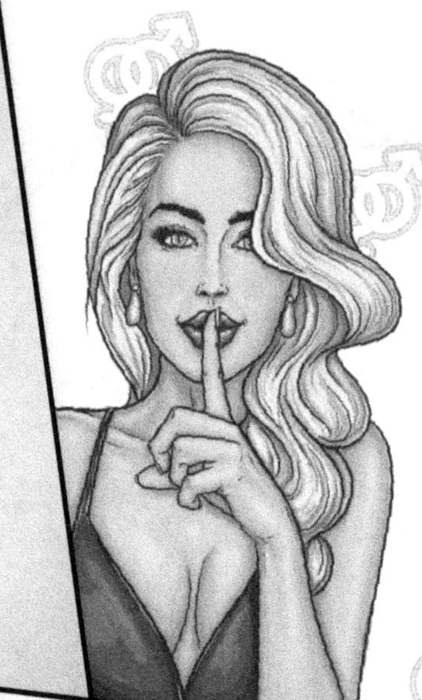

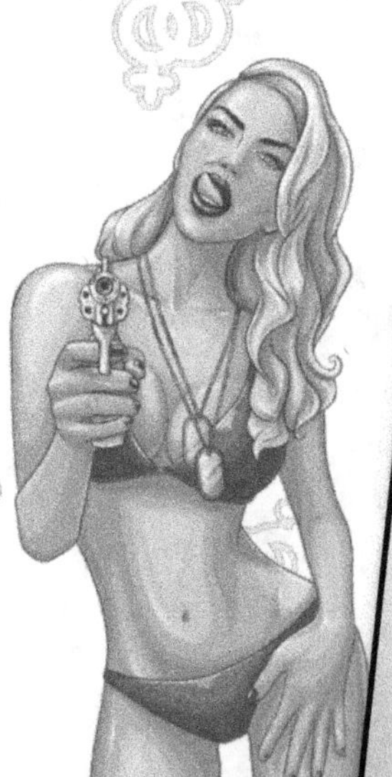

★ Quelle est la toute première chose à laquelle tu penses après le sexe ?

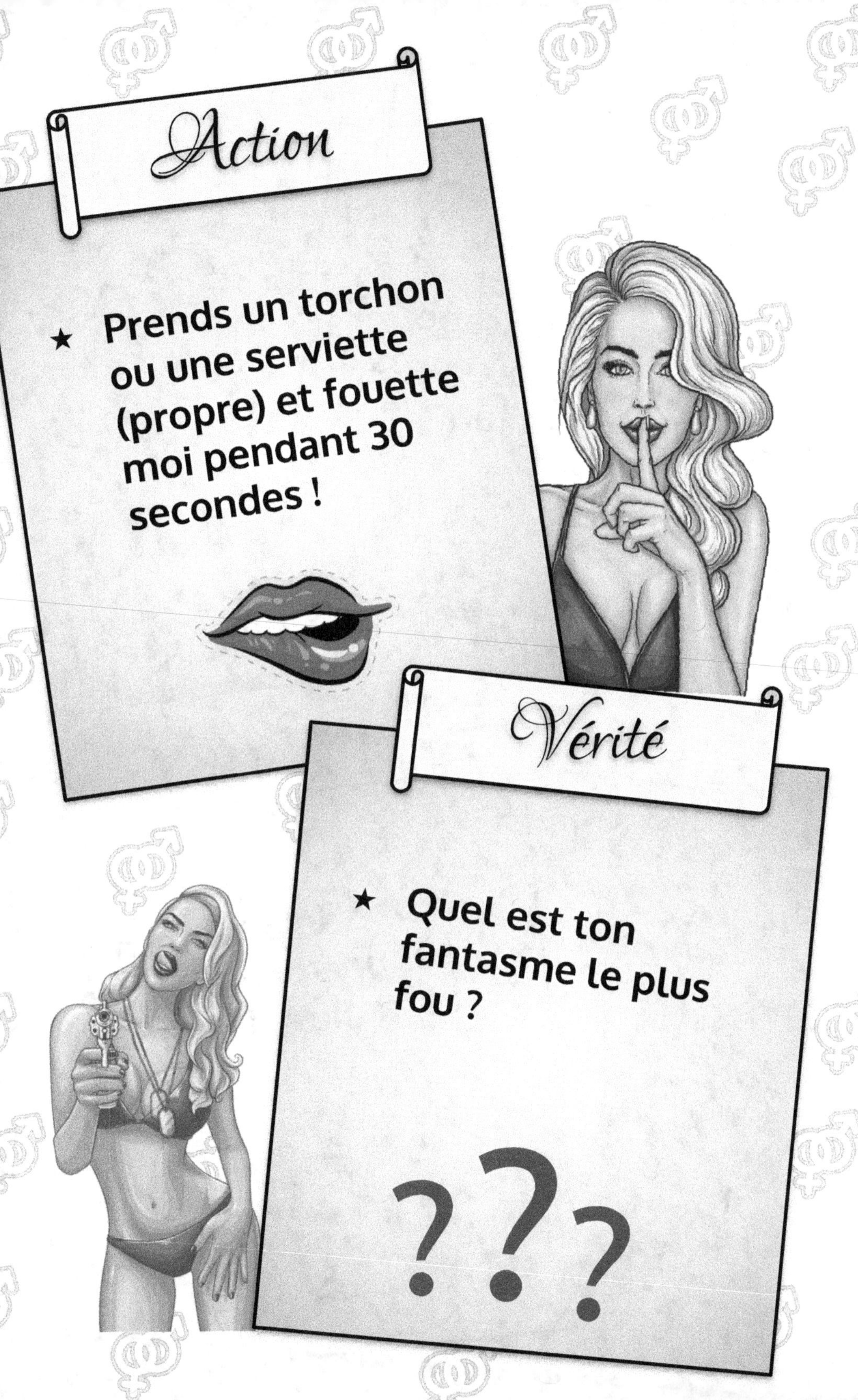
Action
★ Prends un torchon ou une serviette (propre) et fouette moi pendant 30 secondes !
Vérité
★ Quel est ton fantasme le plus fou ?
? ? ?

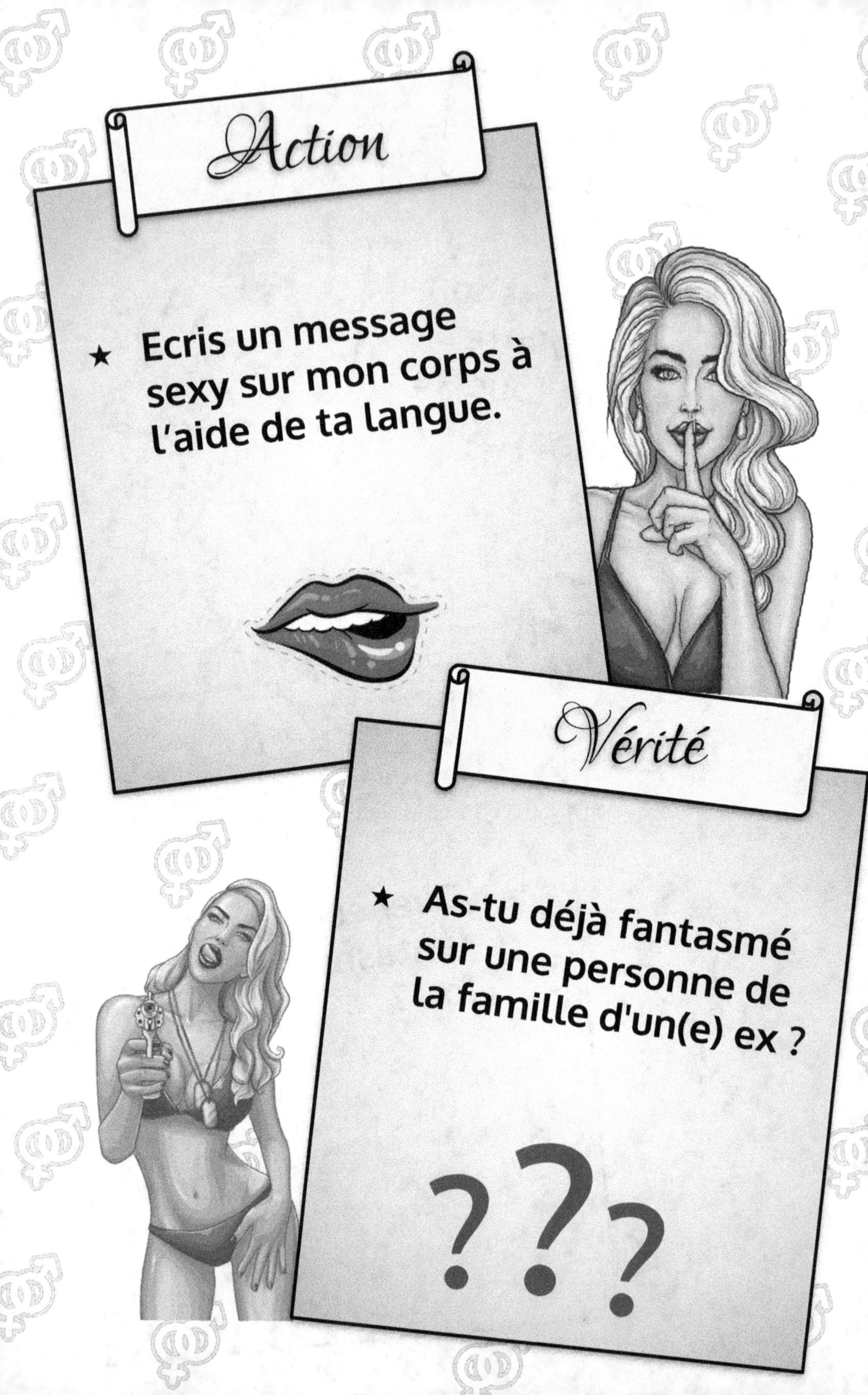
Action
★ Ecris un message sexy sur mon corps à l'aide de ta langue.
Vérité
★ As-tu déjà fantasmé sur une personne de la famille d'un(e) ex ?

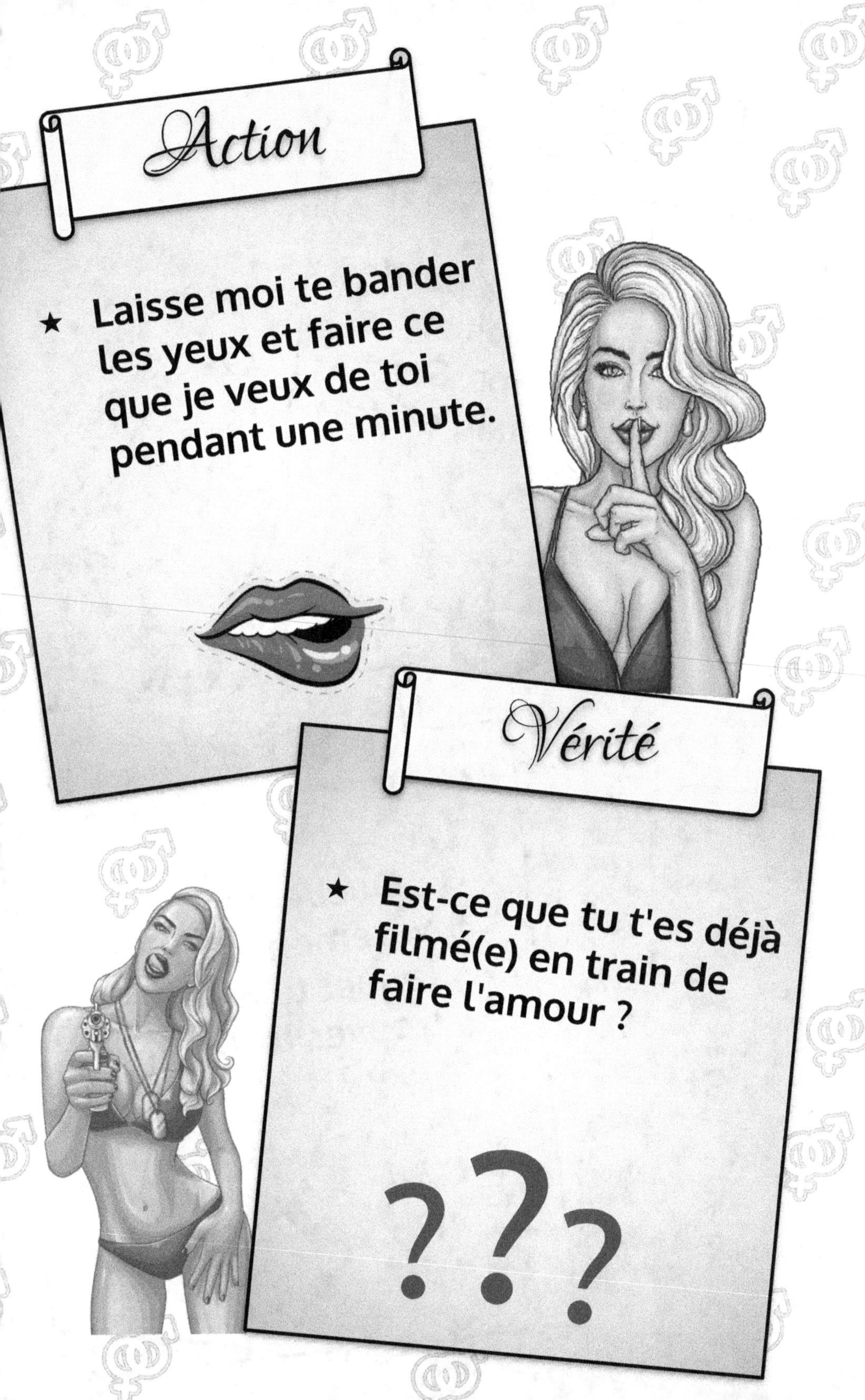
Action
Laisse moi te bander les yeux et faire ce que je veux de toi pendant une minute.
Vérité
Est-ce que tu t'es déjà filmé(e) en train de faire l'amour ?
???

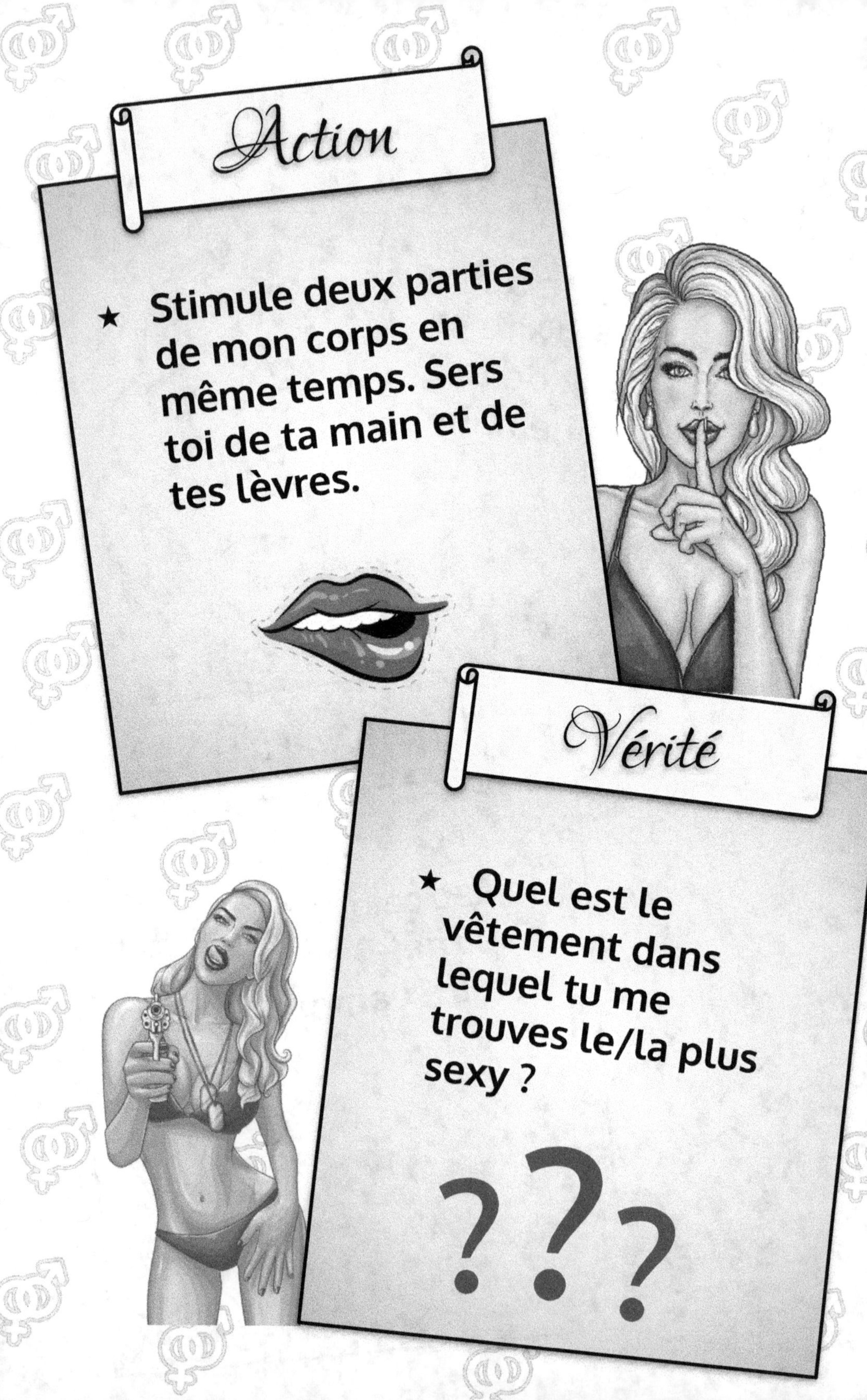
Action
★ Stimule deux parties de mon corps en même temps. Sers toi de ta main et de tes lèvres.
Vérité
★ Quel est le vêtement dans lequel tu me trouves le/la plus sexy ?

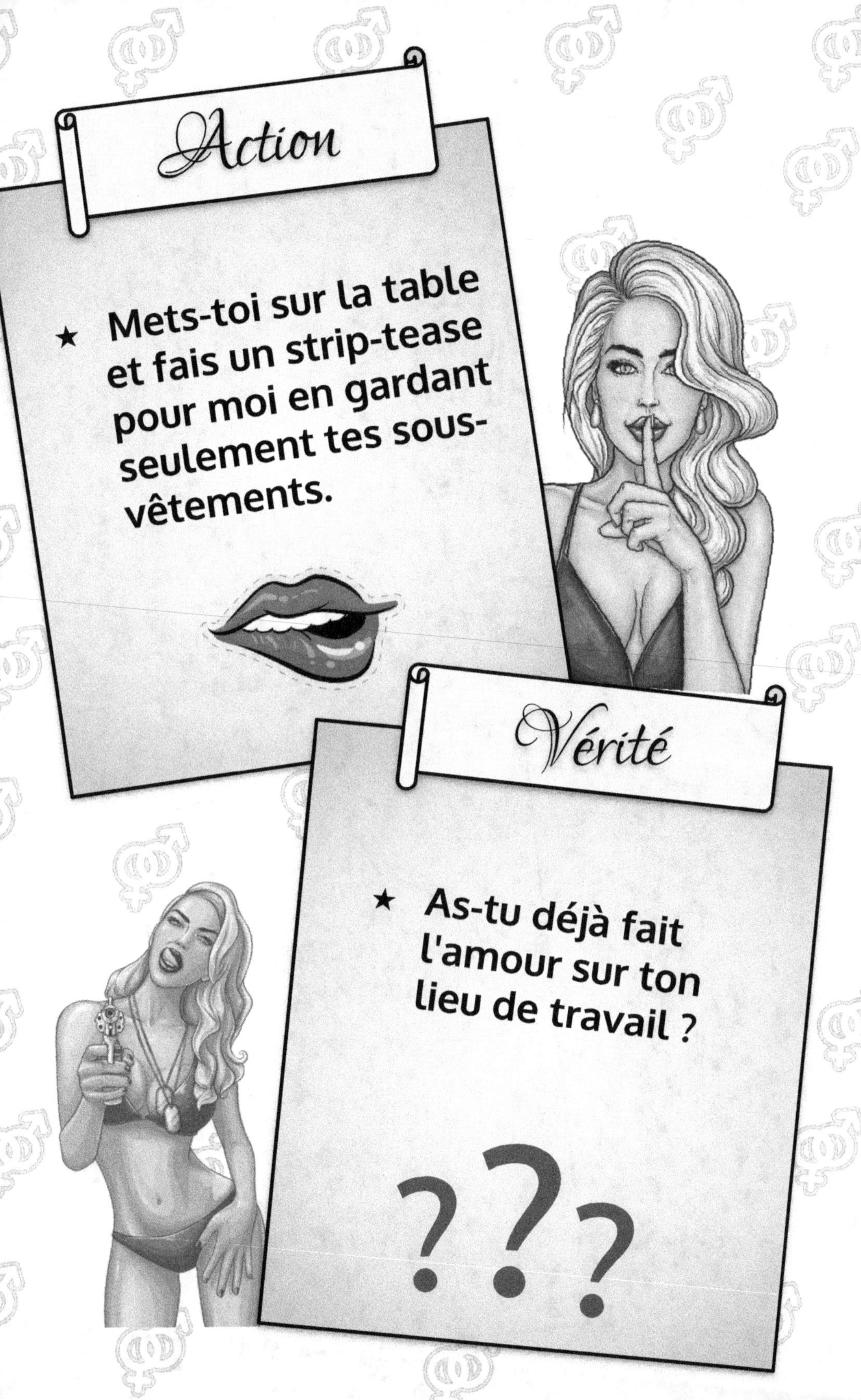
Action
Mets-toi sur la table et fais un strip-tease pour moi en gardant seulement tes sous-vêtements.
Vérité
As-tu déjà fait l'amour sur ton lieu de travail ?
???

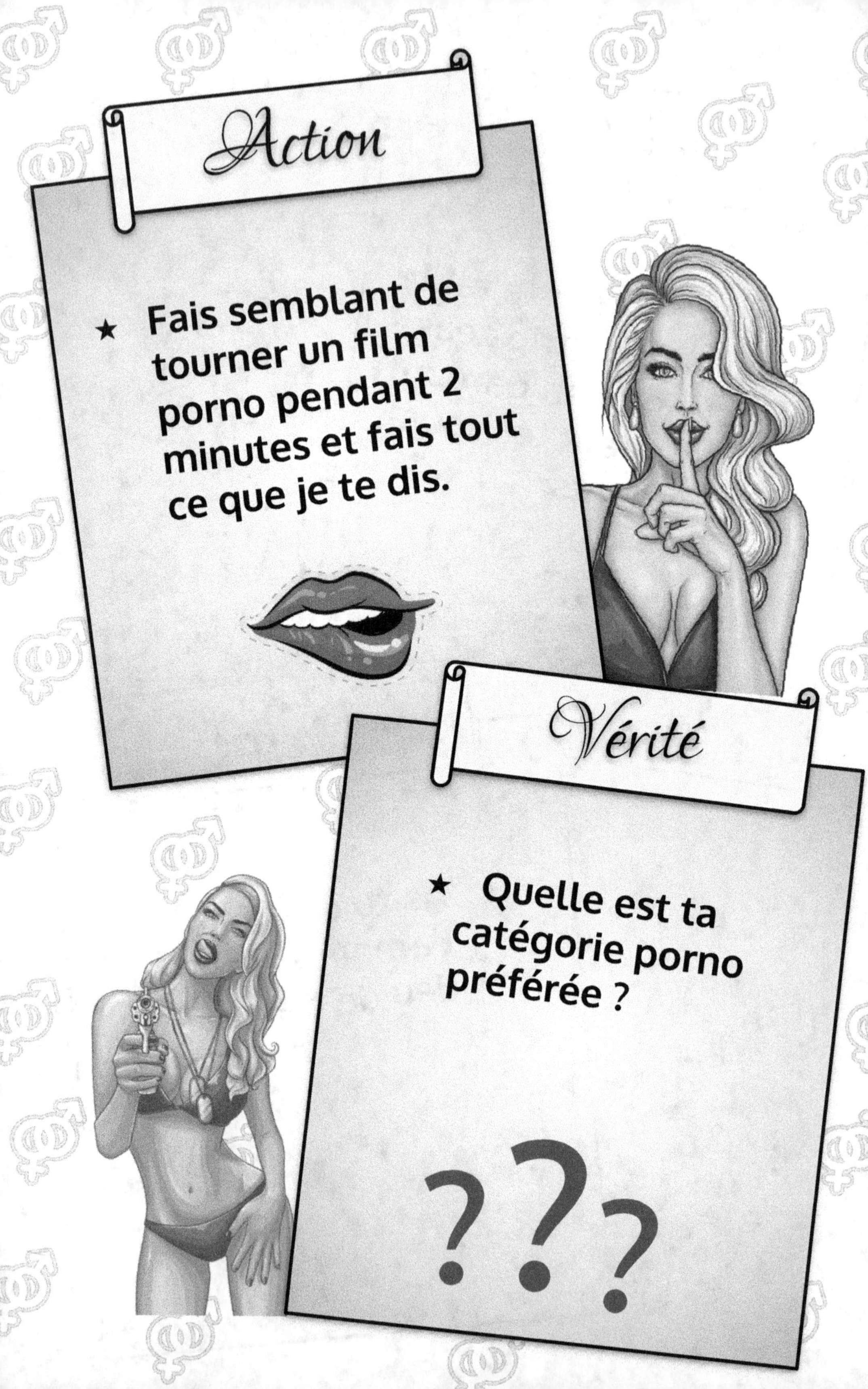

Action

★ Fais semblant de tourner un film porno pendant 2 minutes et fais tout ce que je te dis.

Vérité

★ Quelle est ta catégorie porno préférée ?

? ? ?

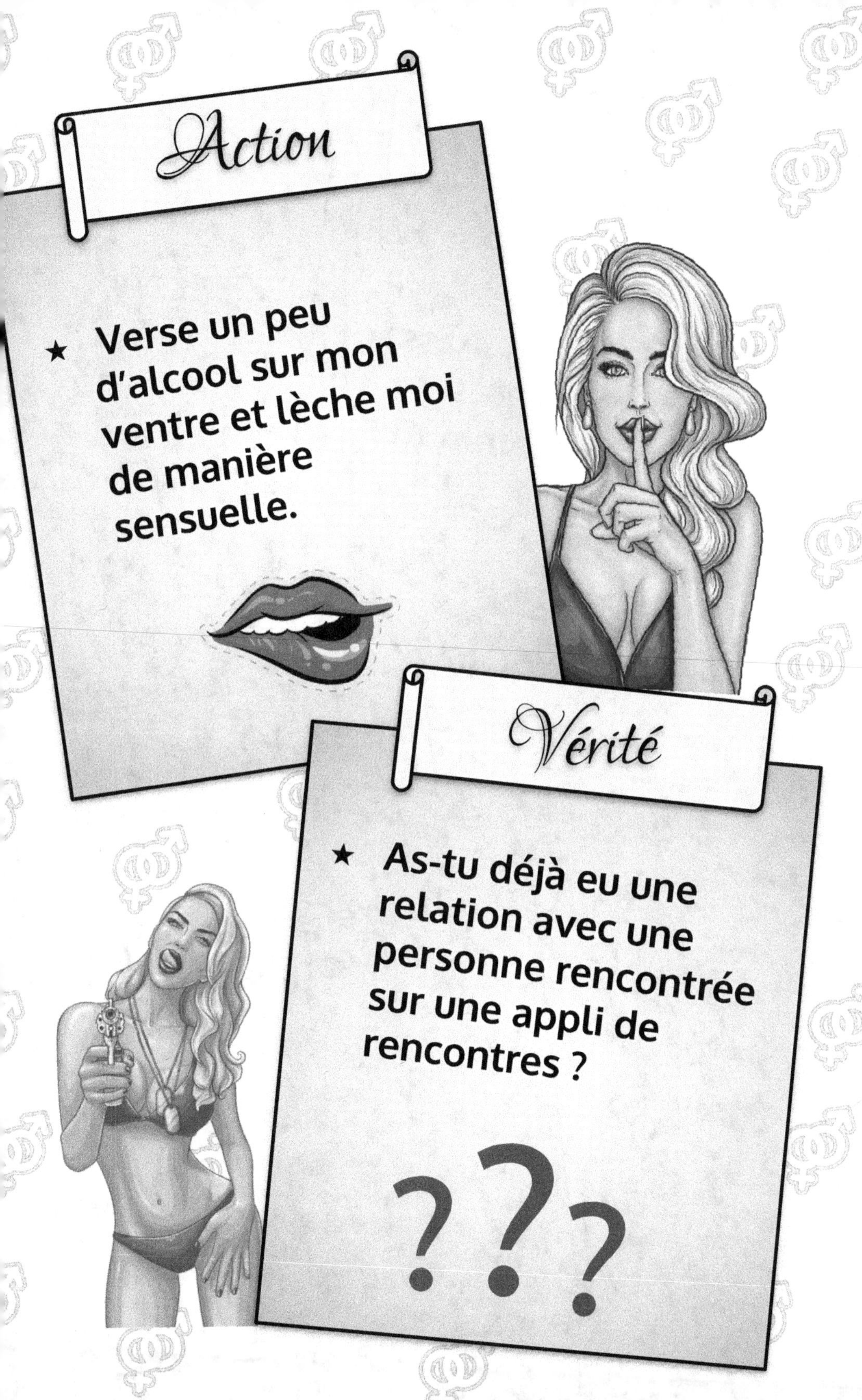
Action

Verse un peu
d'alcool sur mon
ventre et lèche moi
de manière
sensuelle.

Vérité

As-tu déjà eu une
relation avec une
personne rencontrée
sur une appli de
rencontres ?

???

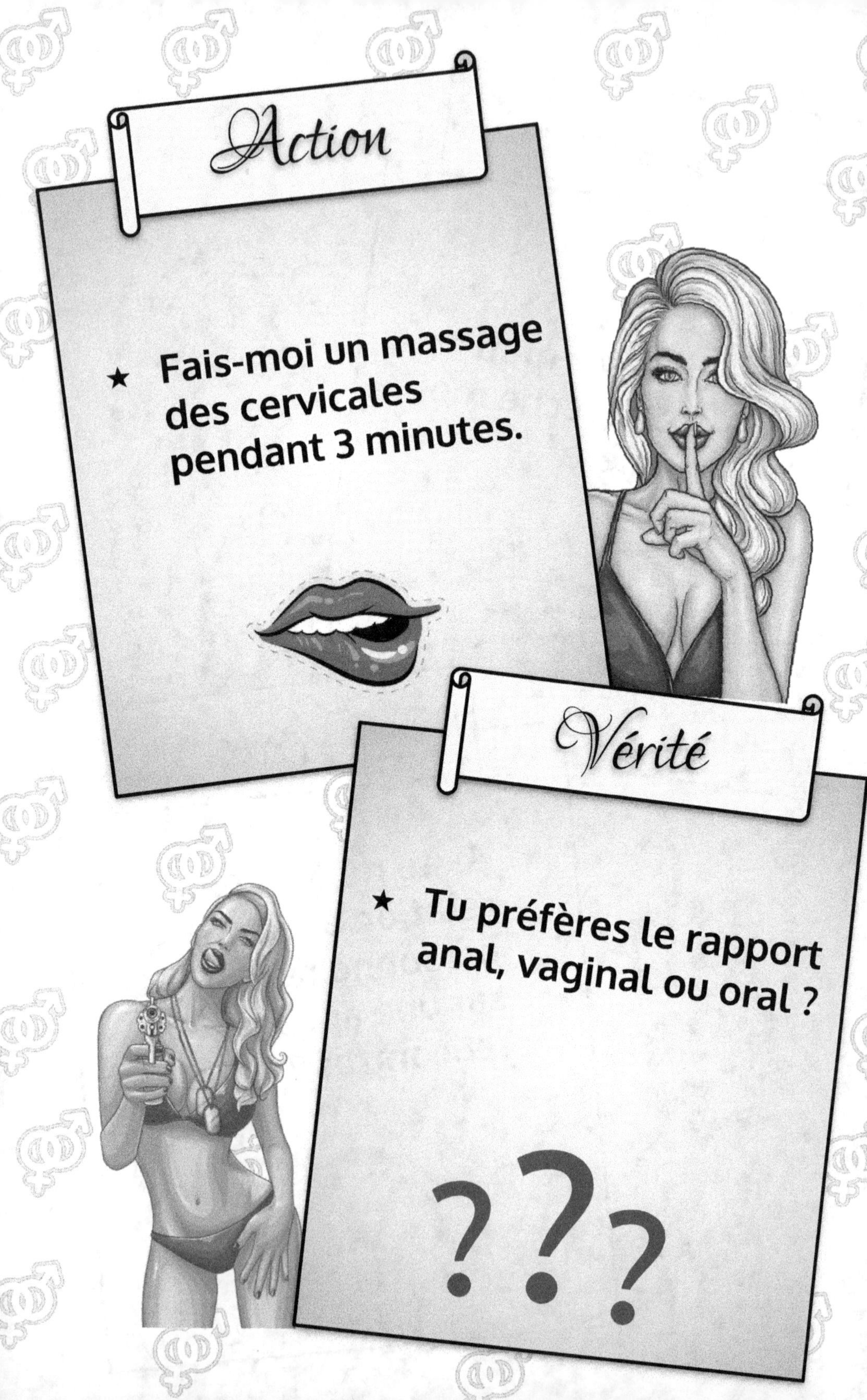

Action

★ Fais-moi un massage
des cervicales
pendant 3 minutes.

Vérité

★ Tu préfères le rapport
anal, vaginal ou oral ?

???

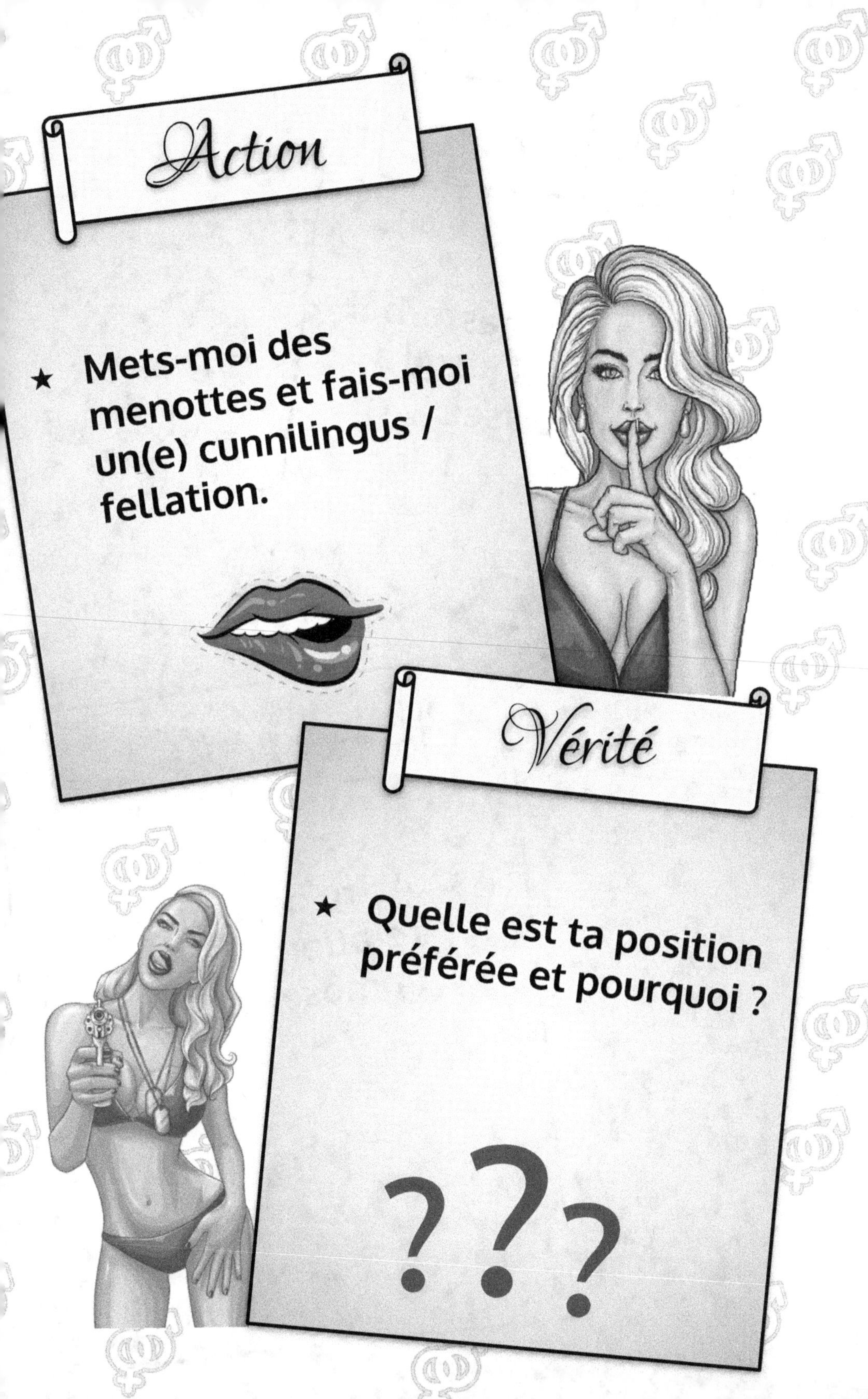
Action
Mets-moi des menottes et fais-moi un(e) cunnilingus / fellation.
Vérité
Quelle est ta position préférée et pourquoi ?
???

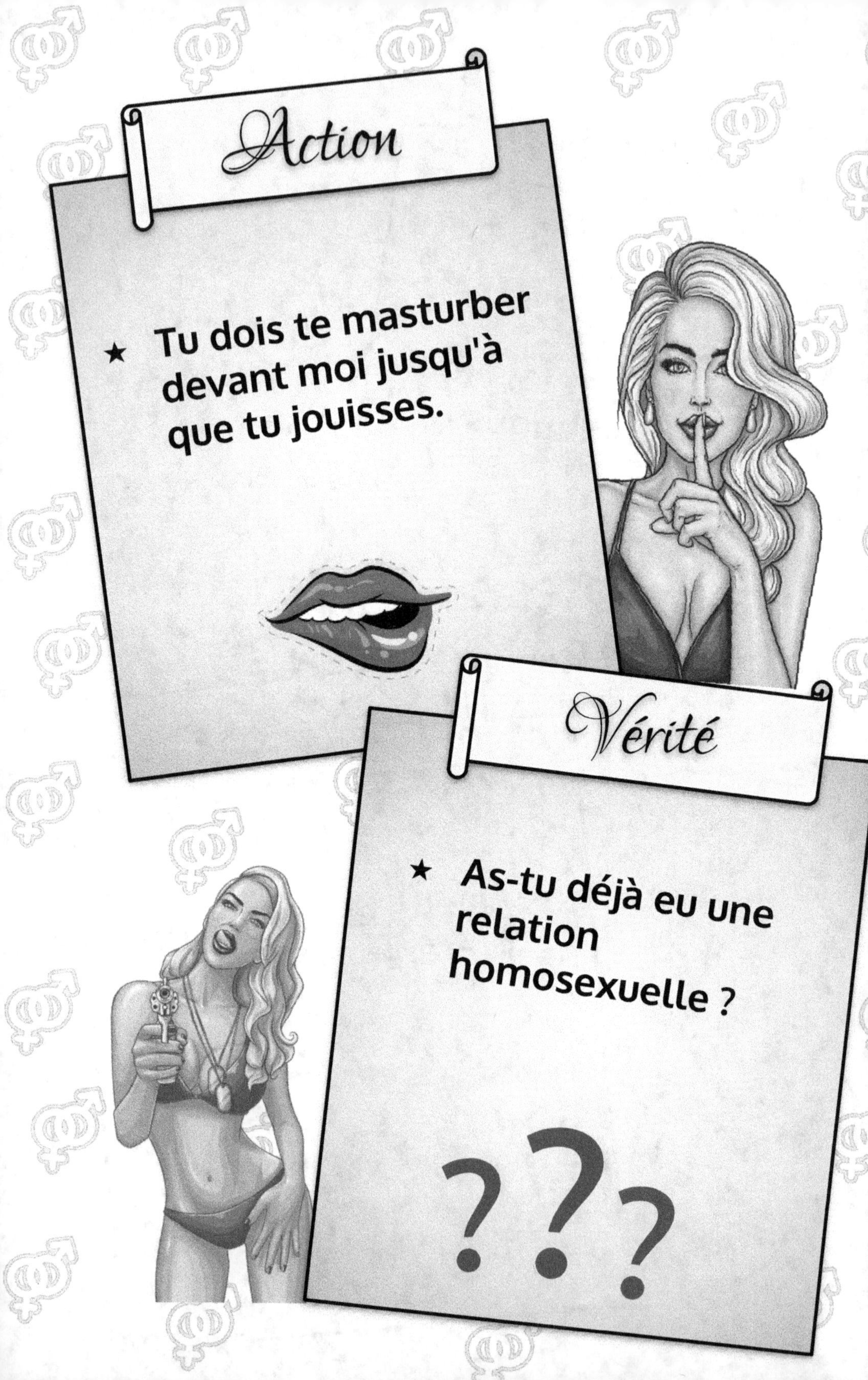
Action
Tu dois te masturber devant moi jusqu'à que tu jouisses.
Vérité
As-tu déjà eu une relation homosexuelle ?
???

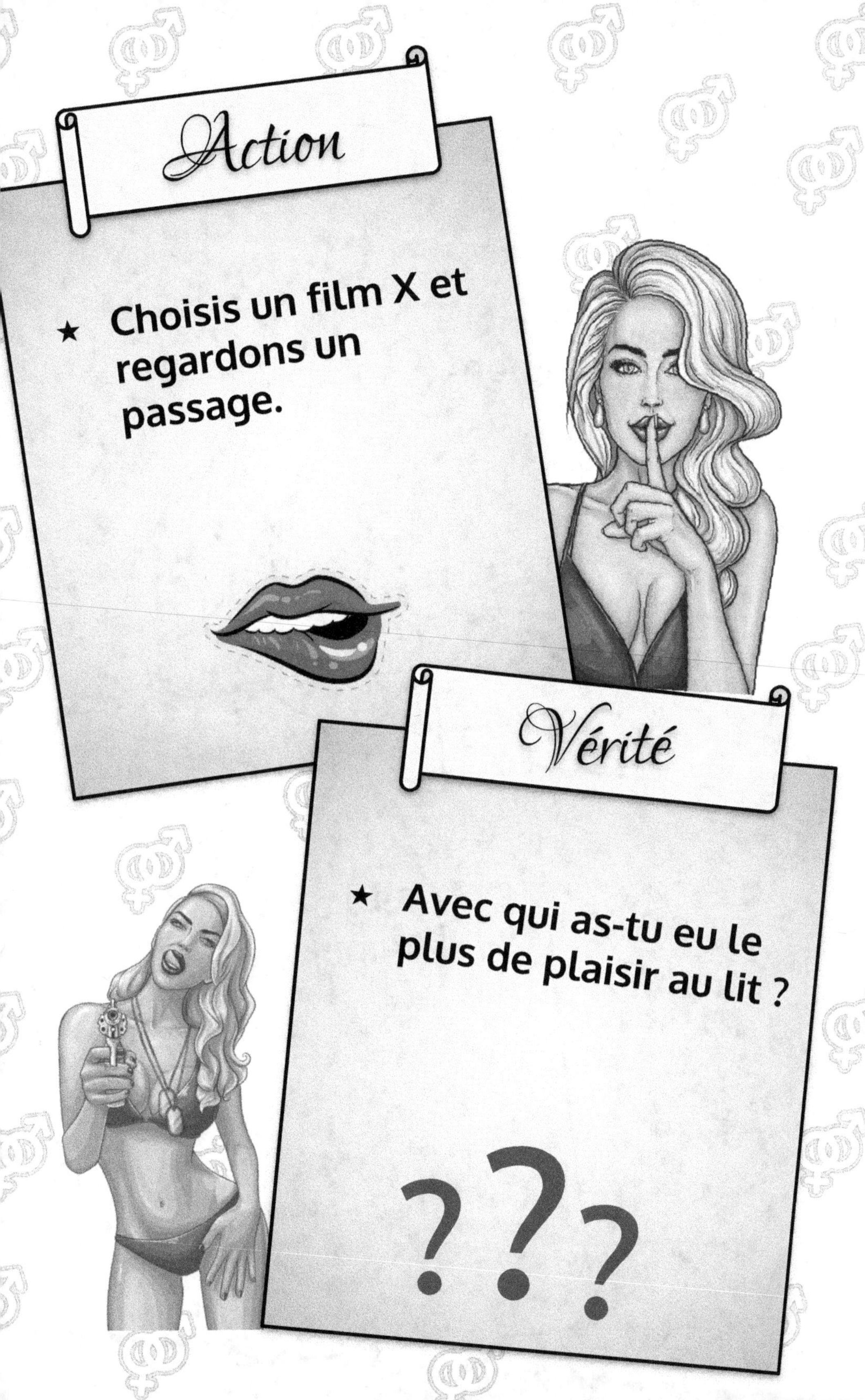
Action

★ Choisis un film X et regardons un passage.

Vérité

★ Avec qui as-tu eu le plus de plaisir au lit ?

???

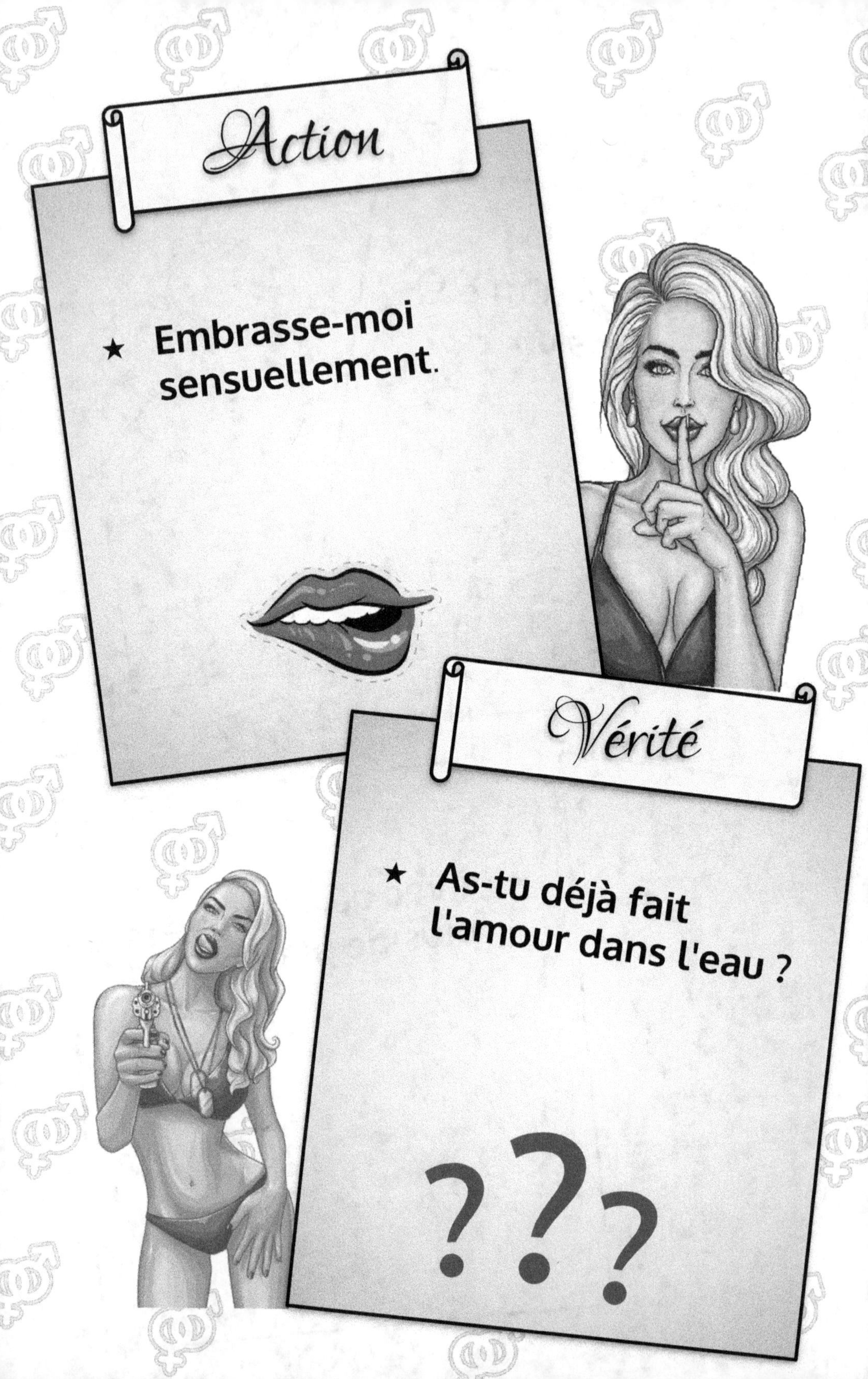

Action
Embrasse-moi sensuellement.
Vérité
As-tu déjà fait l'amour dans l'eau ?

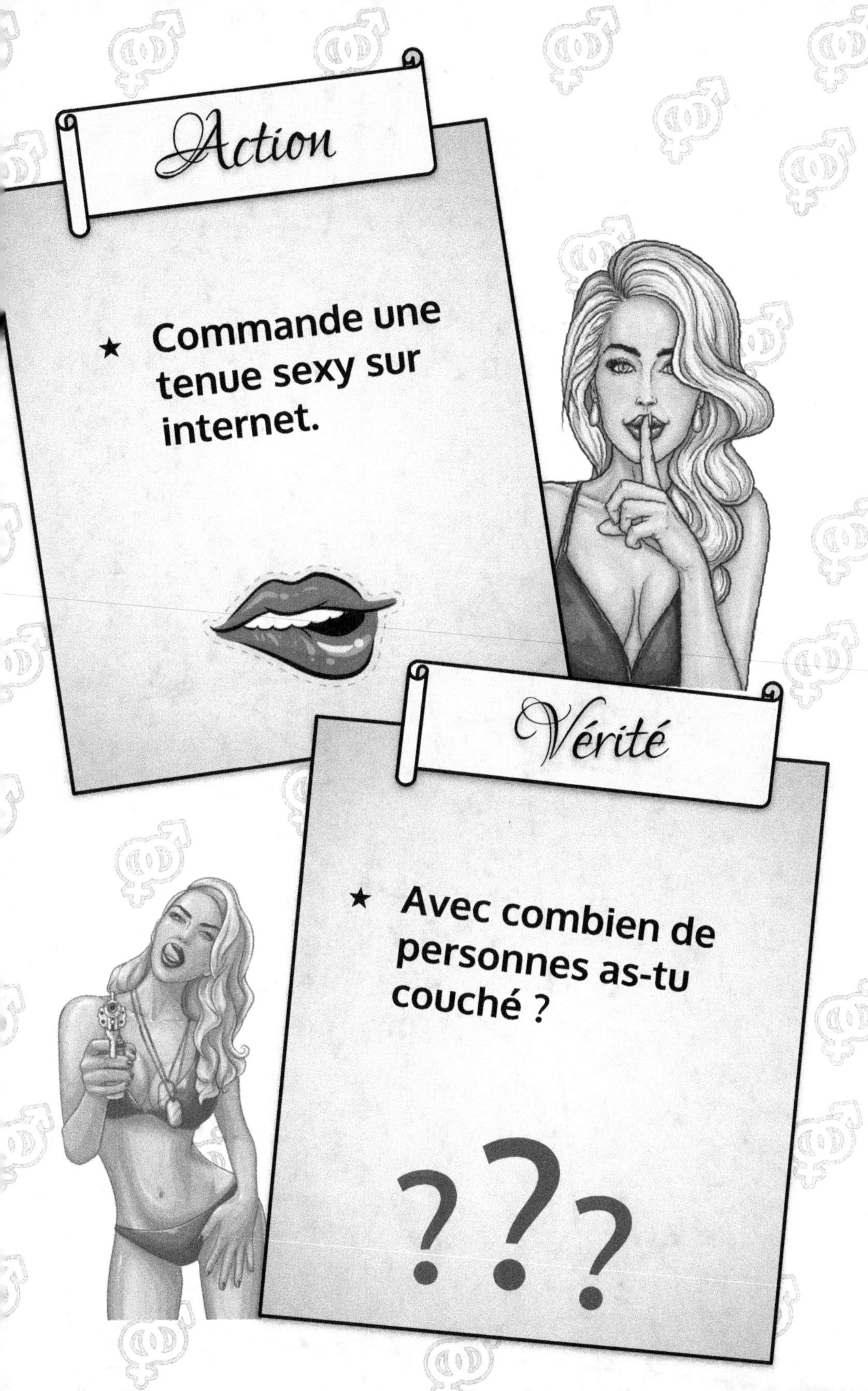
Action
Commande une tenue sexy sur internet.
Vérité
Avec combien de personnes as-tu couché ?
???

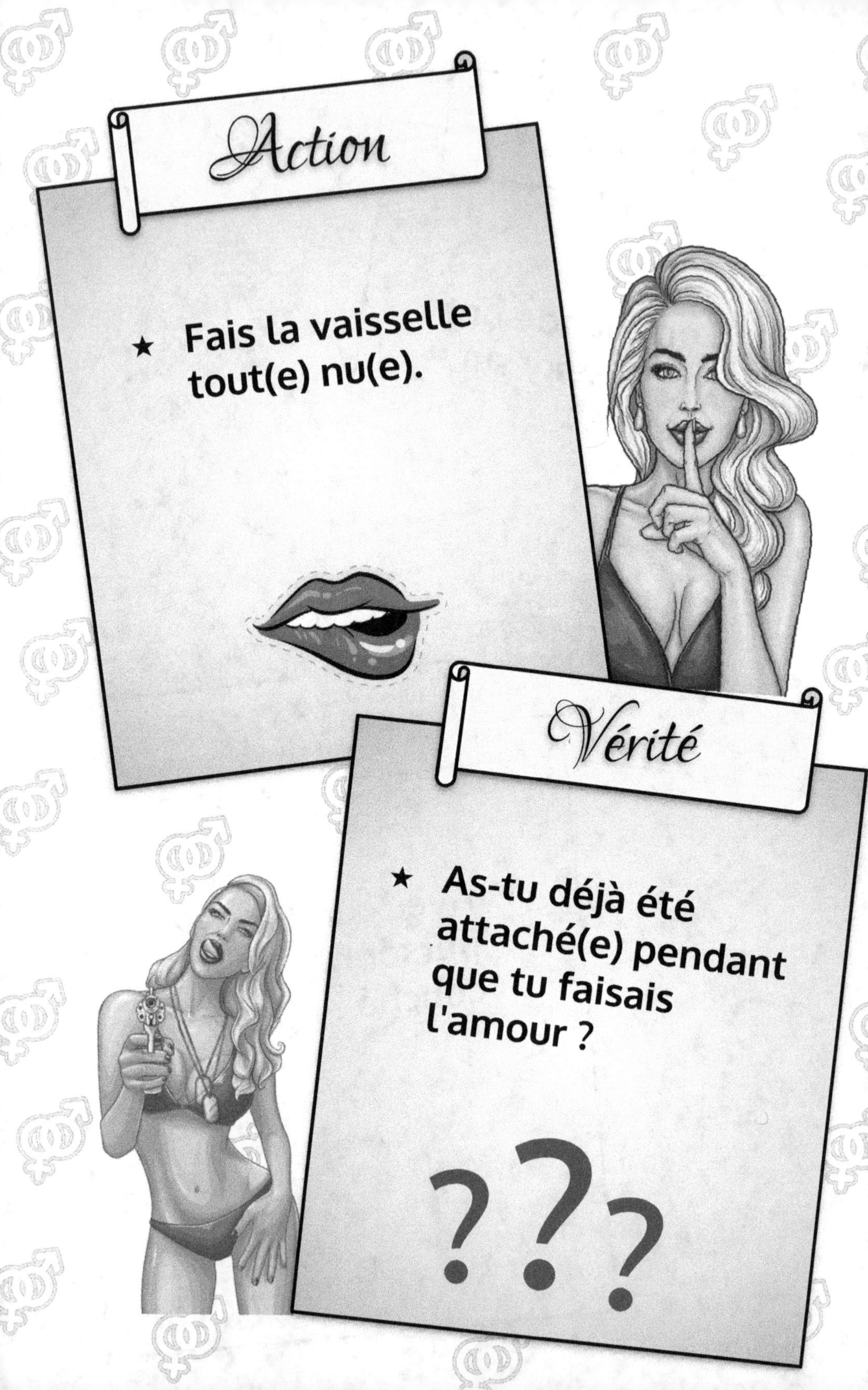
Action
★ Fais la vaisselle tout(e) nu(e).
Vérité
★ As-tu déjà été attaché(e) pendant que tu faisais l'amour ?
???

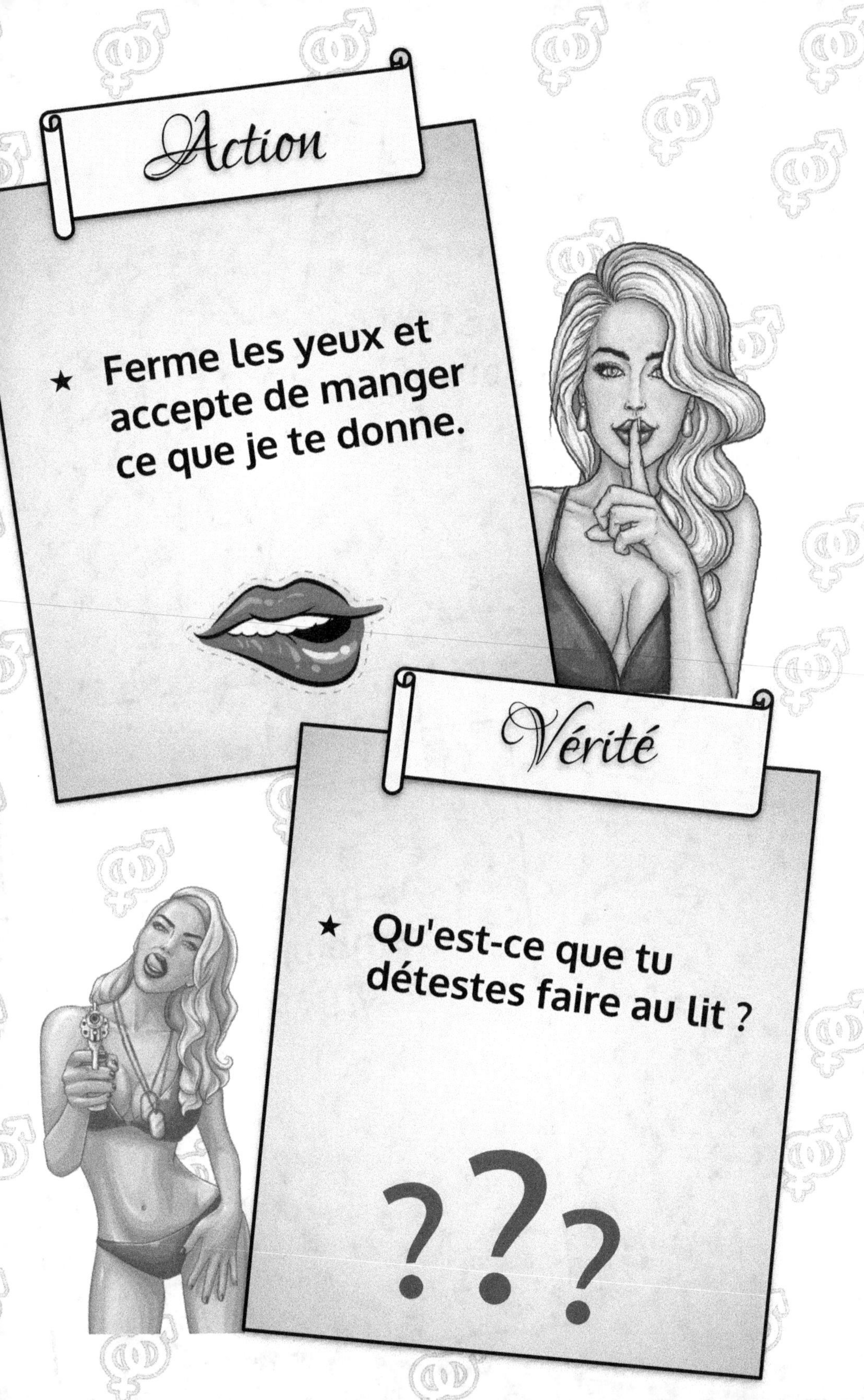
Action
★ Ferme les yeux et accepte de manger ce que je te donne.
Vérité
★ Qu'est-ce que tu détestes faire au lit ?
? ? ?

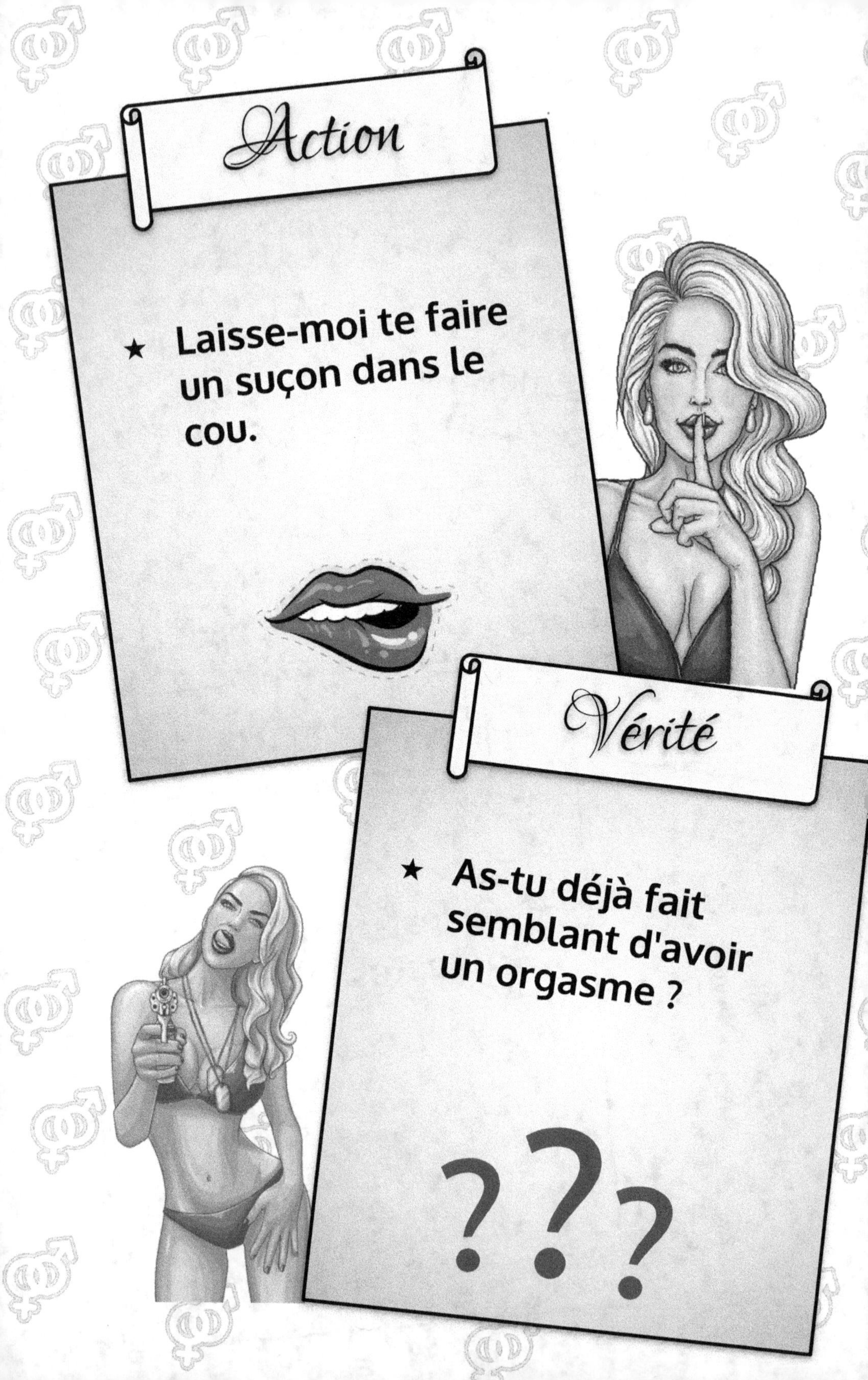

Action
Laisse-moi te faire un suçon dans le cou.
Vérité
As-tu déjà fait semblant d'avoir un orgasme ?
???

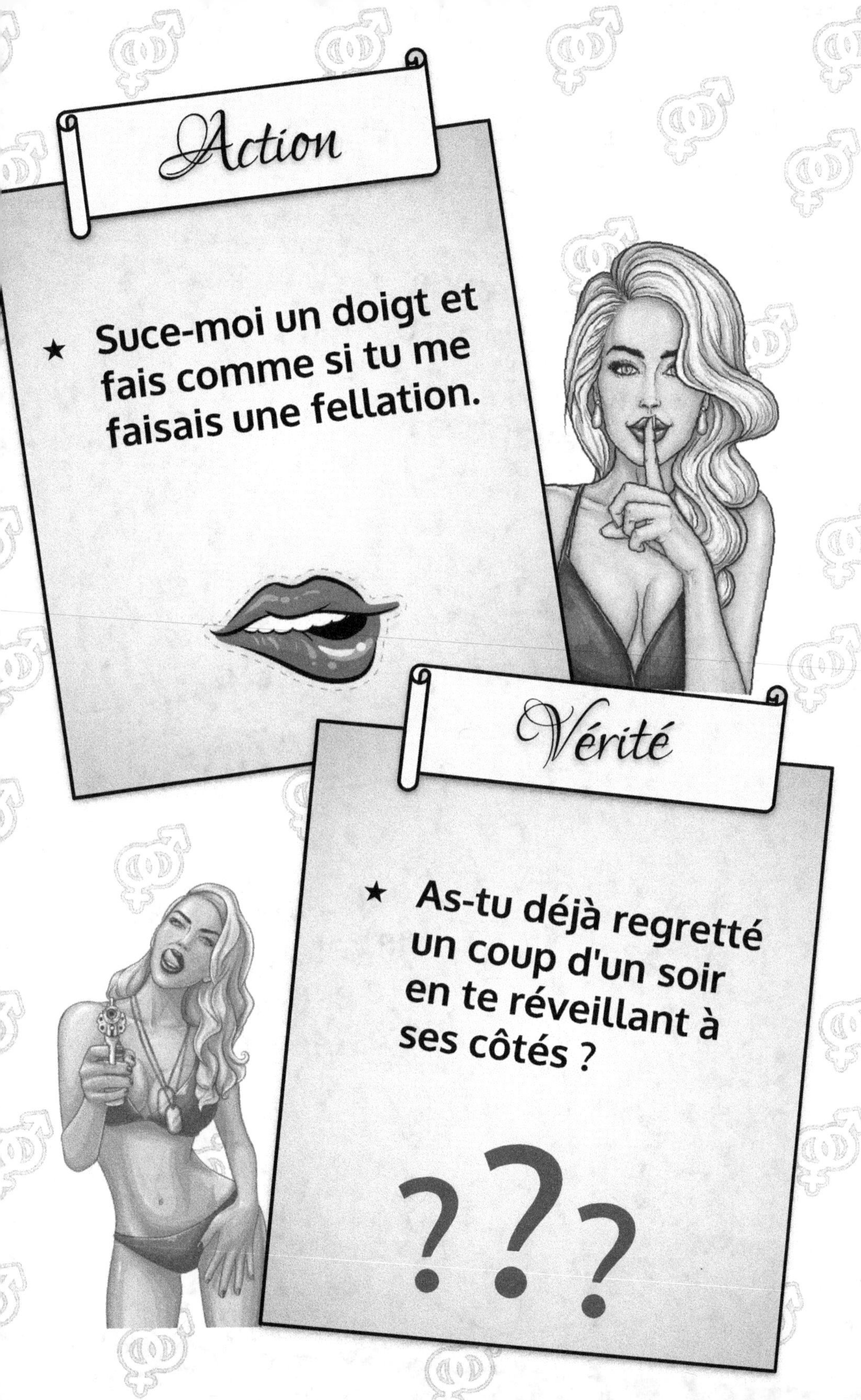
Action
★ Suce-moi un doigt et fais comme si tu me faisais une fellation.
Vérité
★ As-tu déjà regretté un coup d'un soir en te réveillant à ses côtés ?
???

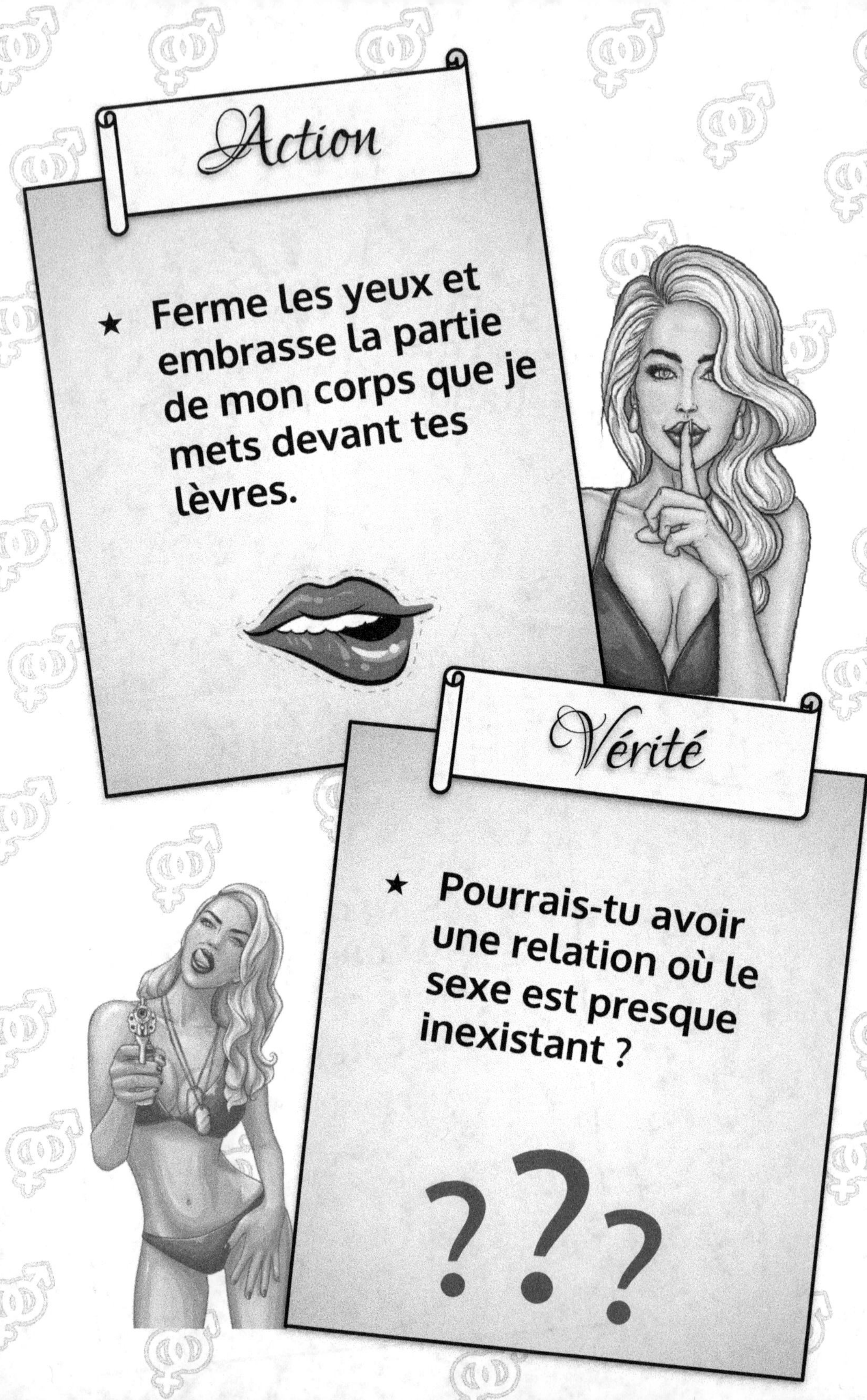
Action
★ Ferme les yeux et embrasse la partie de mon corps que je mets devant tes lèvres.
Vérité
★ Pourrais-tu avoir une relation où le sexe est presque inexistant ?

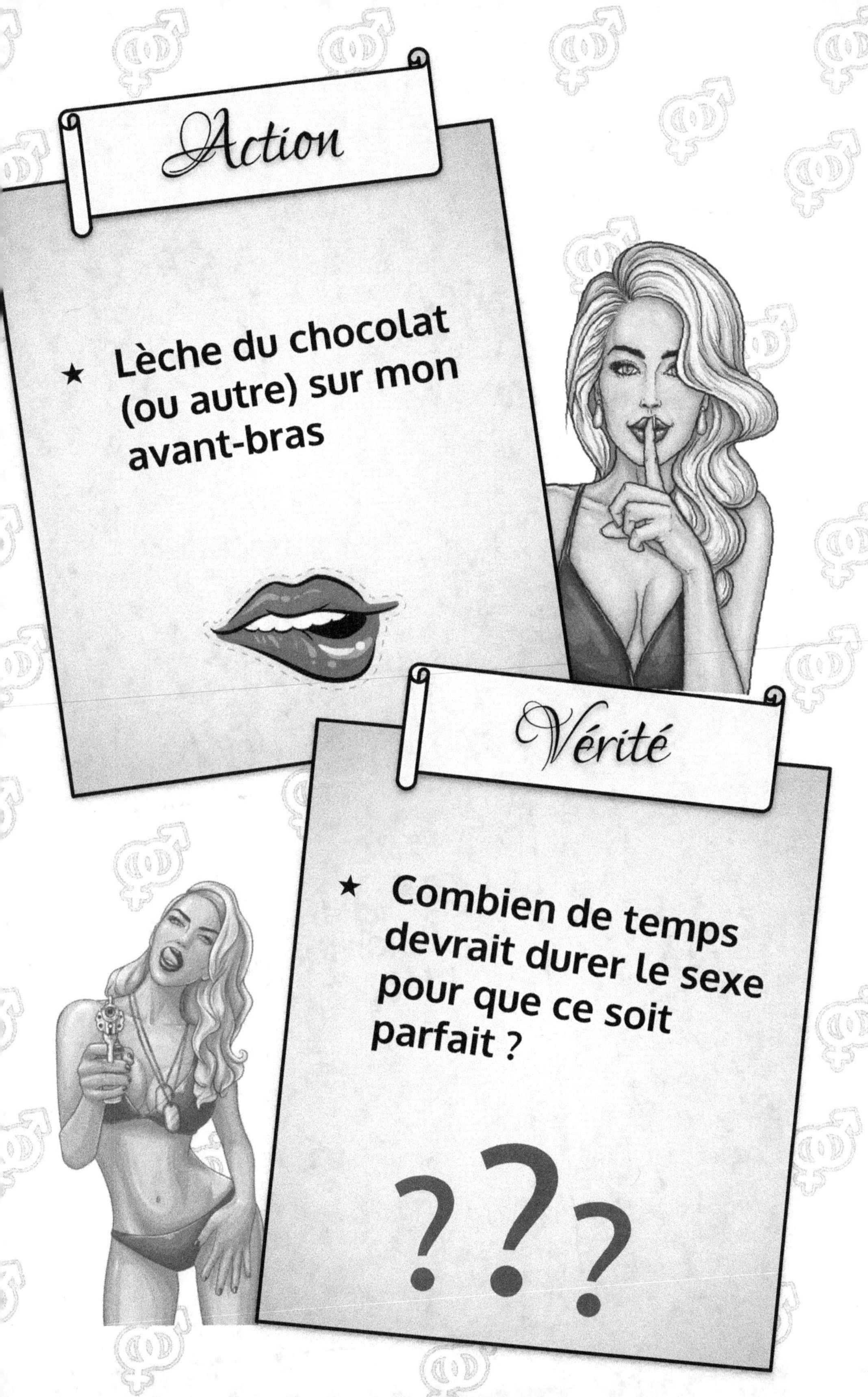

Action

Lèche du chocolat (ou autre) sur mon avant-bras

Vérité

Combien de temps devrait durer le sexe pour que ce soit parfait ?

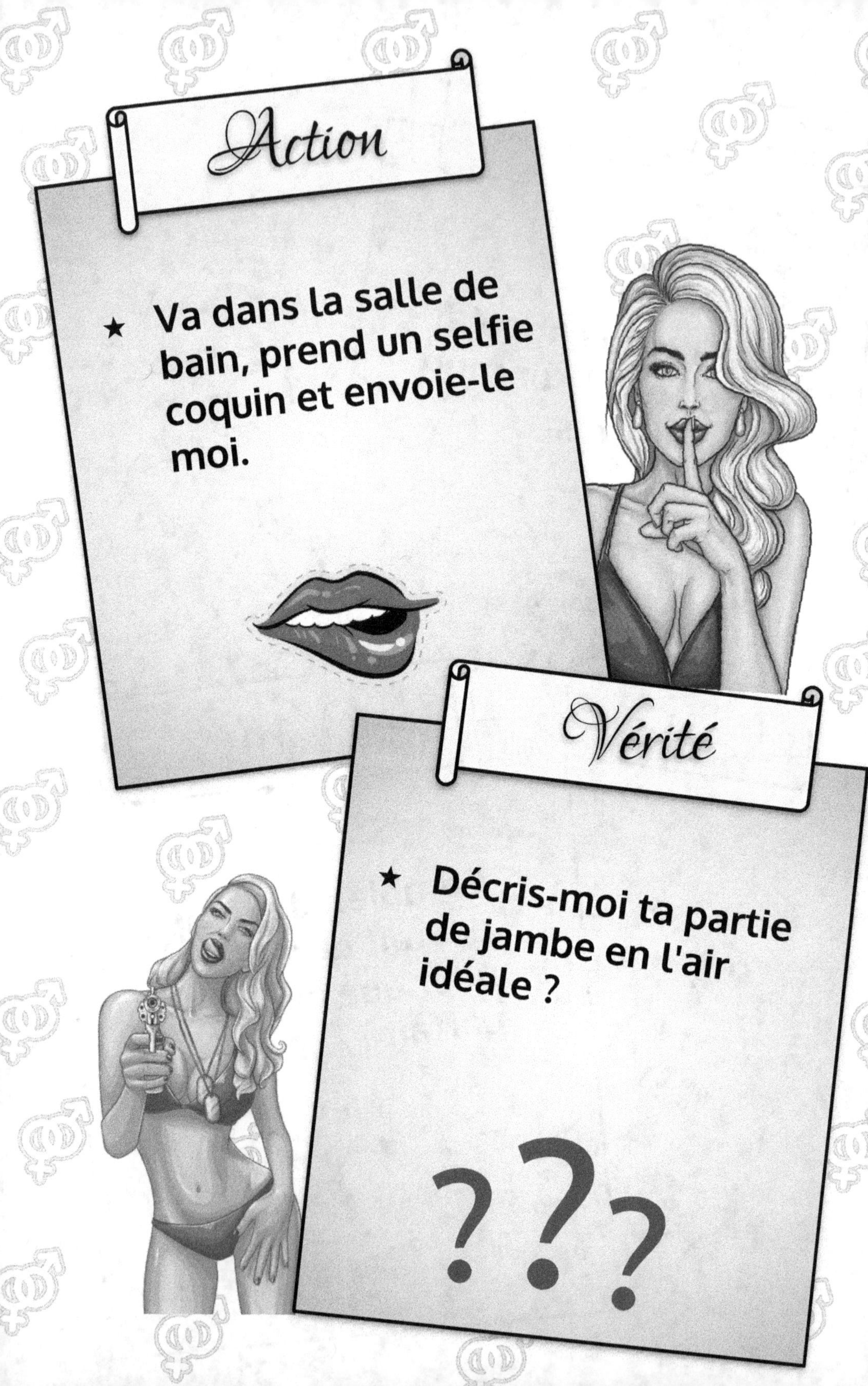
Action

★ Va dans la salle de bain, prend un selfie coquin et envoie-le moi.

Vérité

★ Décris-moi ta partie de jambe en l'air idéale ?

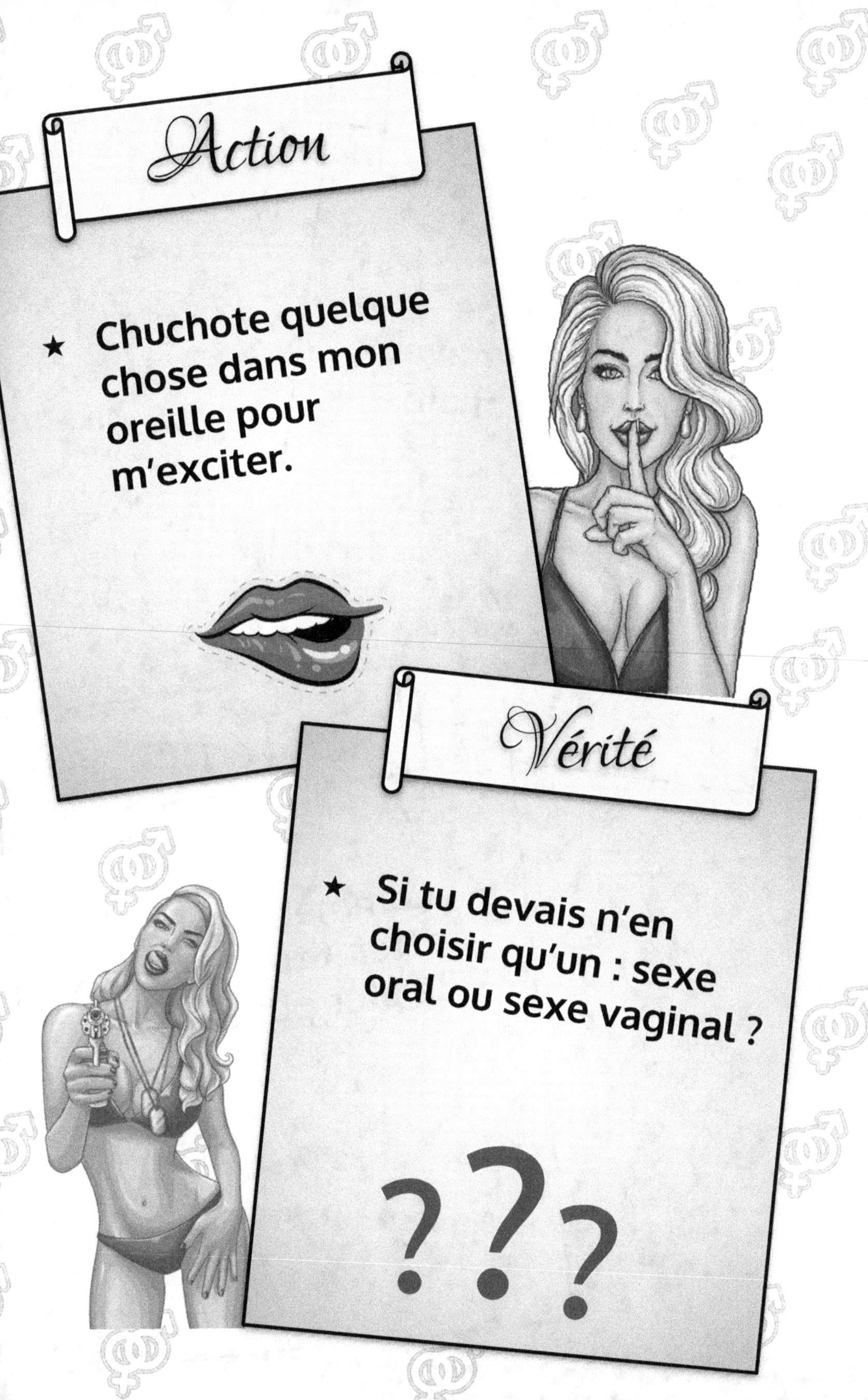
Action

★ Chuchote quelque
chose dans mon
oreille pour
m'exciter.

Vérité

★ Si tu devais n'en
choisir qu'un : sexe
oral ou sexe vaginal ?

? ? ?

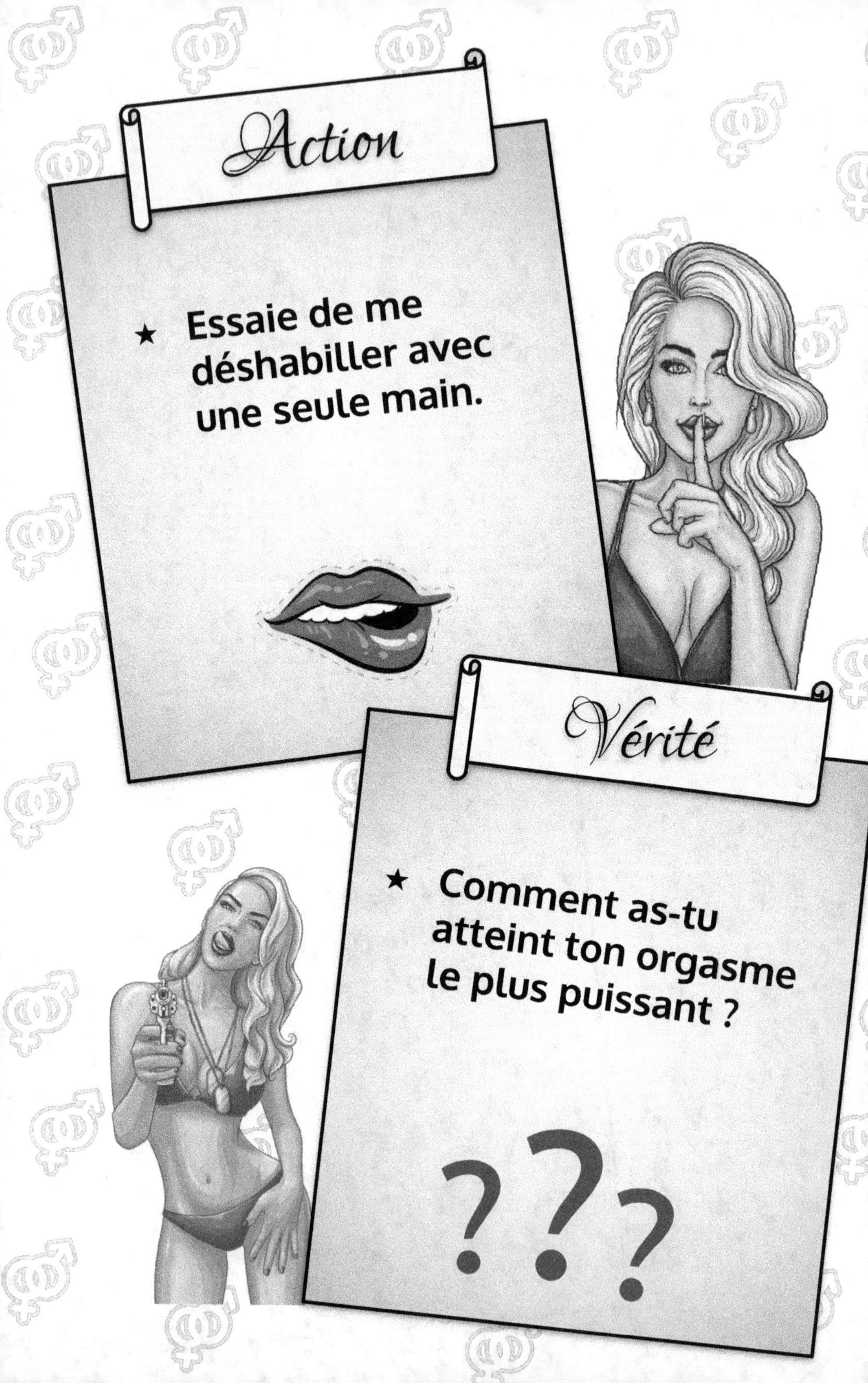

Action

Essaie de me
déshabiller avec
une seule main.

Vérité

Comment as-tu
atteint ton orgasme
le plus puissant ?

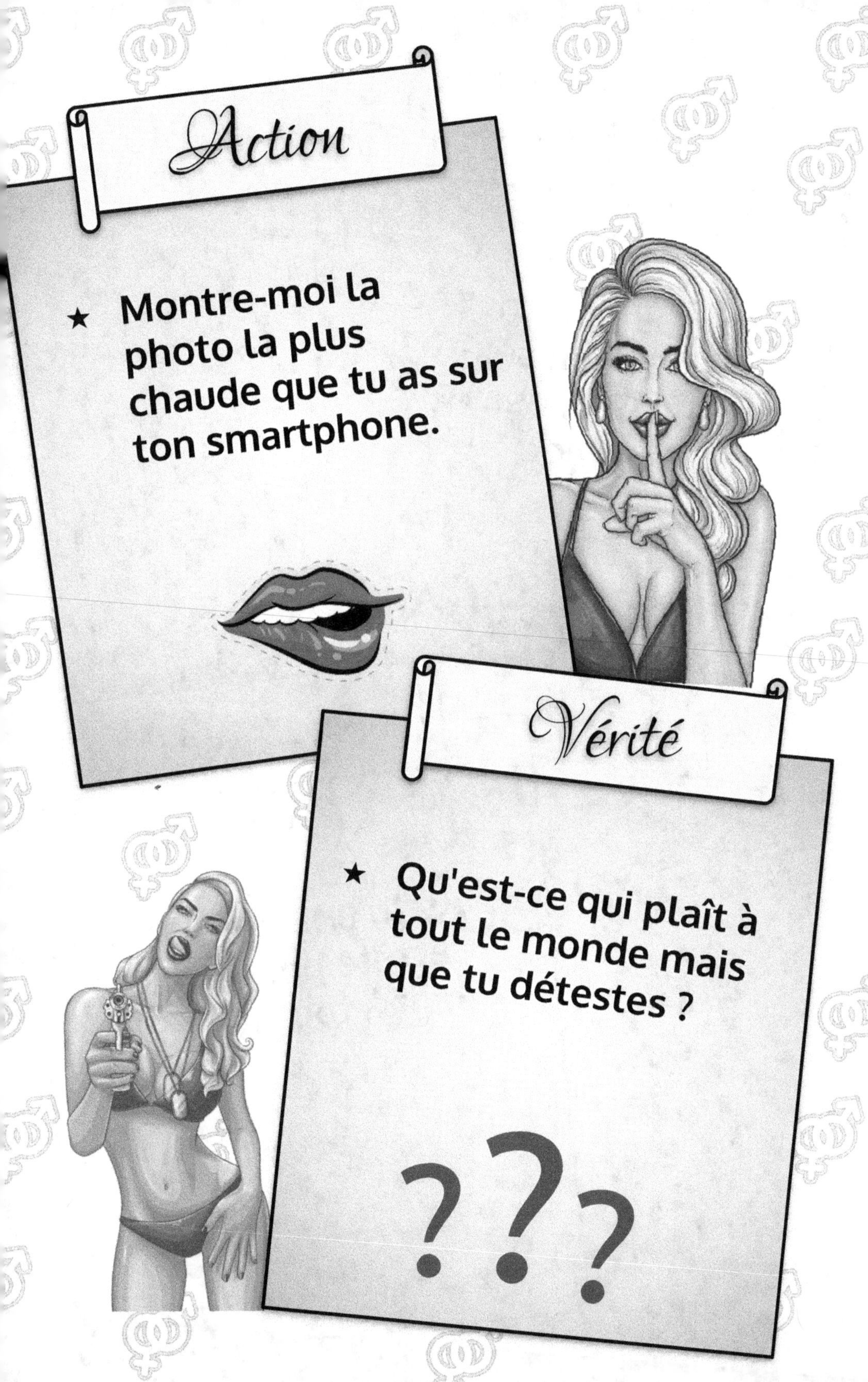
Action
★ Montre-moi la photo la plus chaude que tu as sur ton smartphone.
Vérité
★ Qu'est-ce qui plaît à tout le monde mais que tu détestes ?

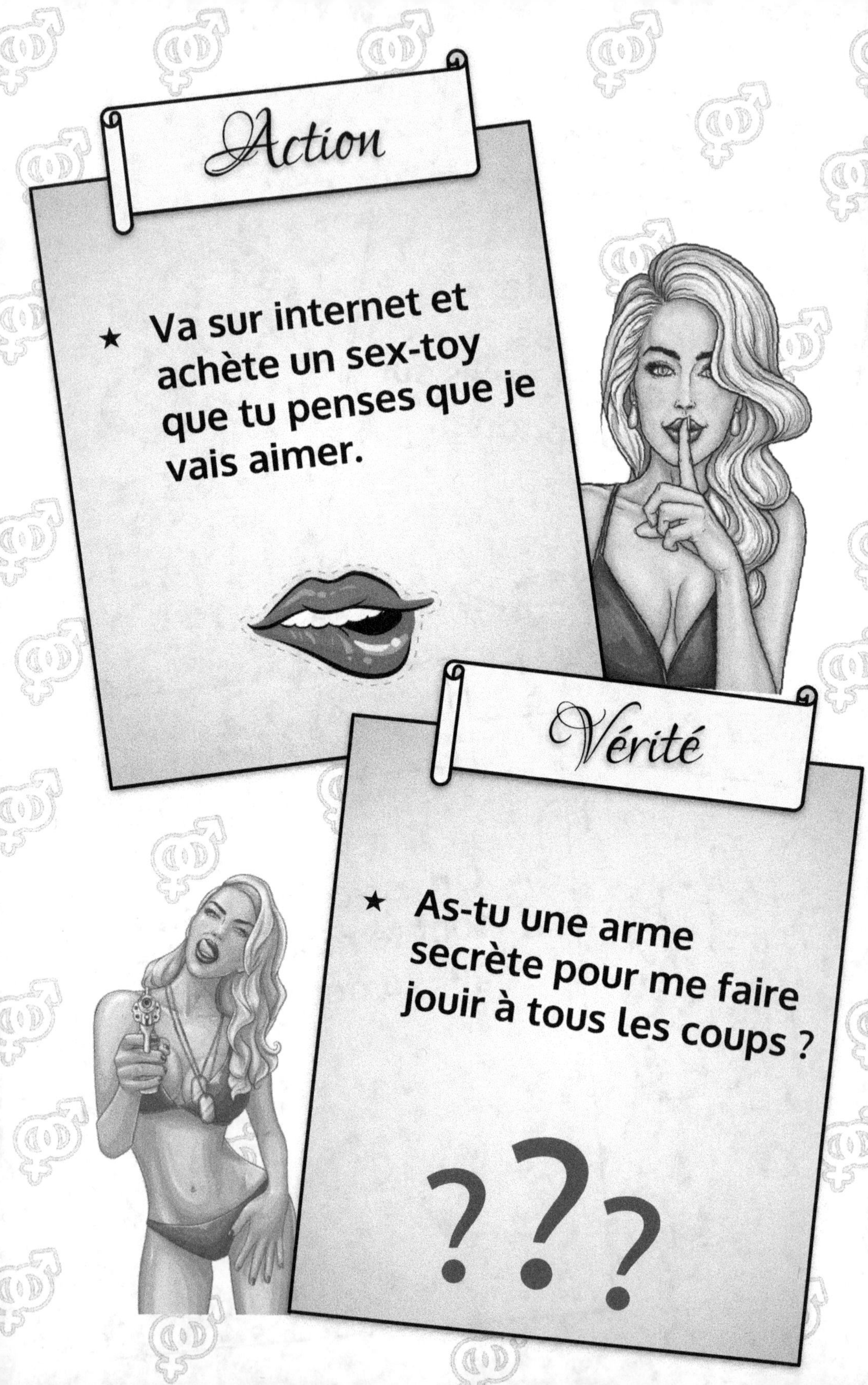
Action
Va sur internet et achète un sex-toy que tu penses que je vais aimer.
Vérité
As-tu une arme secrète pour me faire jouir à tous les coups ?

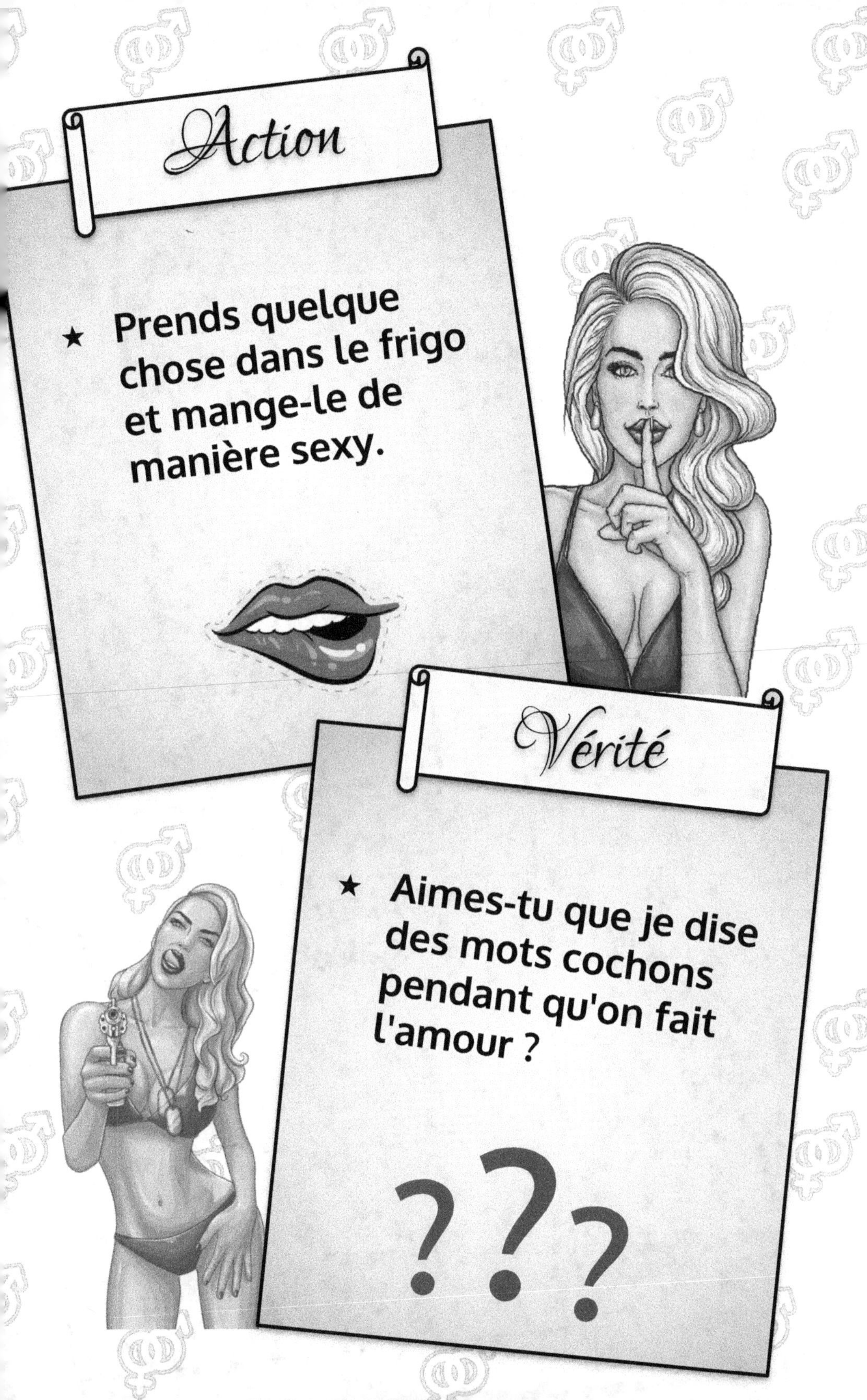

Action
★ Prends quelque chose dans le frigo et mange-le de manière sexy.
Vérité
★ Aimes-tu que je dise des mots cochons pendant qu'on fait l'amour ?

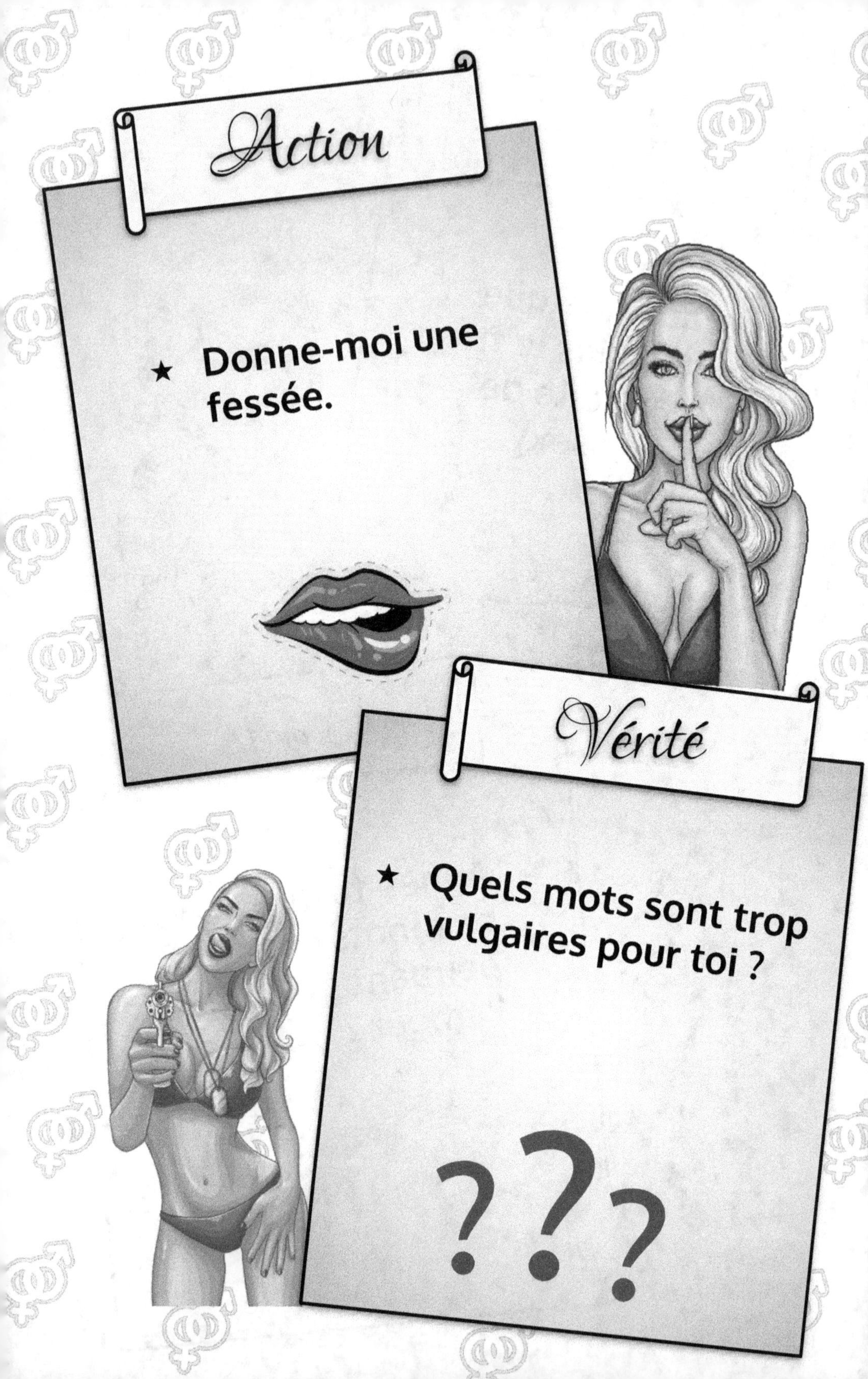
Action
★ Donne-moi une fessée.
Vérité
★ Quels mots sont trop vulgaires pour toi ?
? ? ?

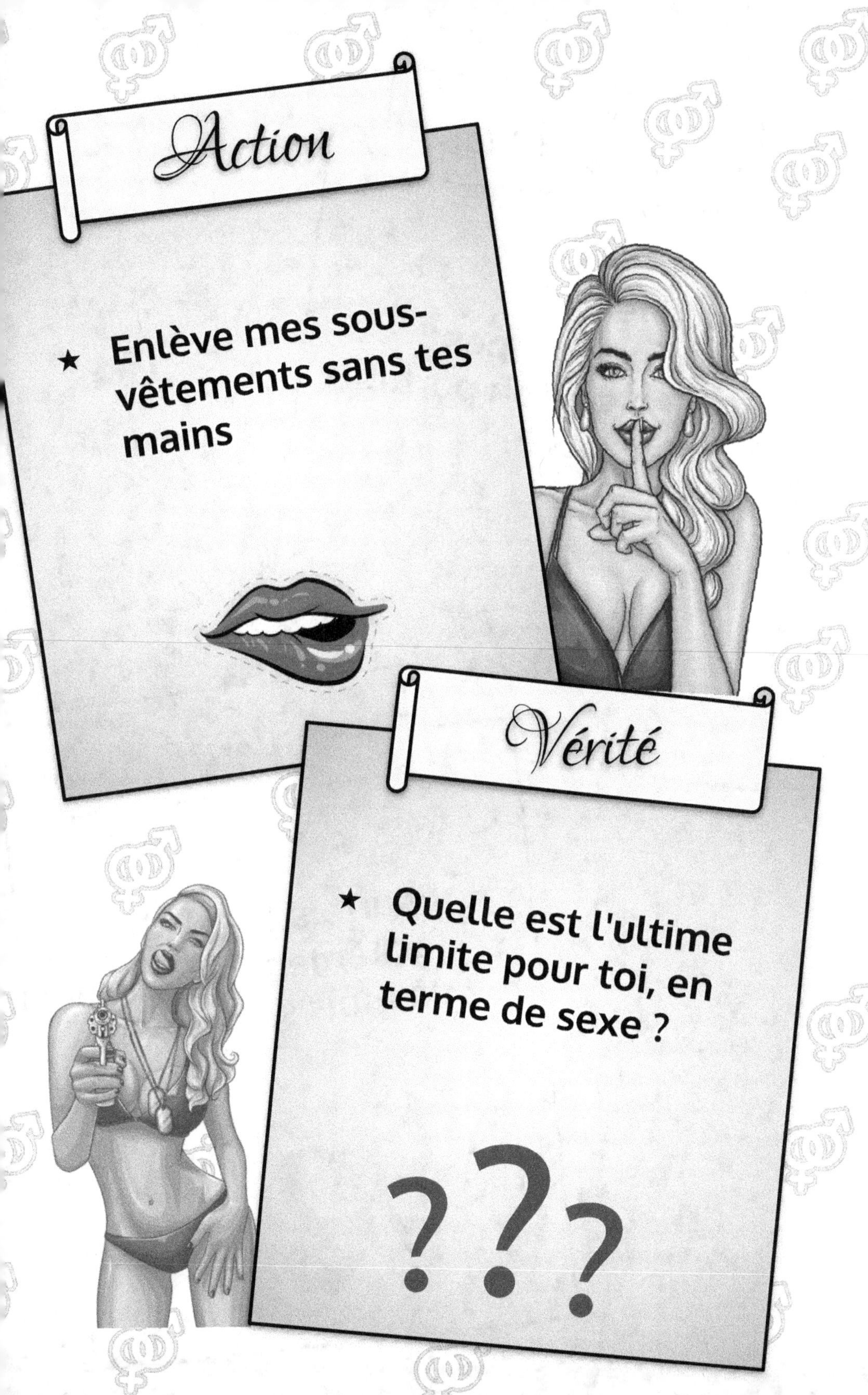

Action
★ Enlève mes sous-vêtements sans tes mains
Vérité
★ Quelle est l'ultime limite pour toi, en terme de sexe ?
???

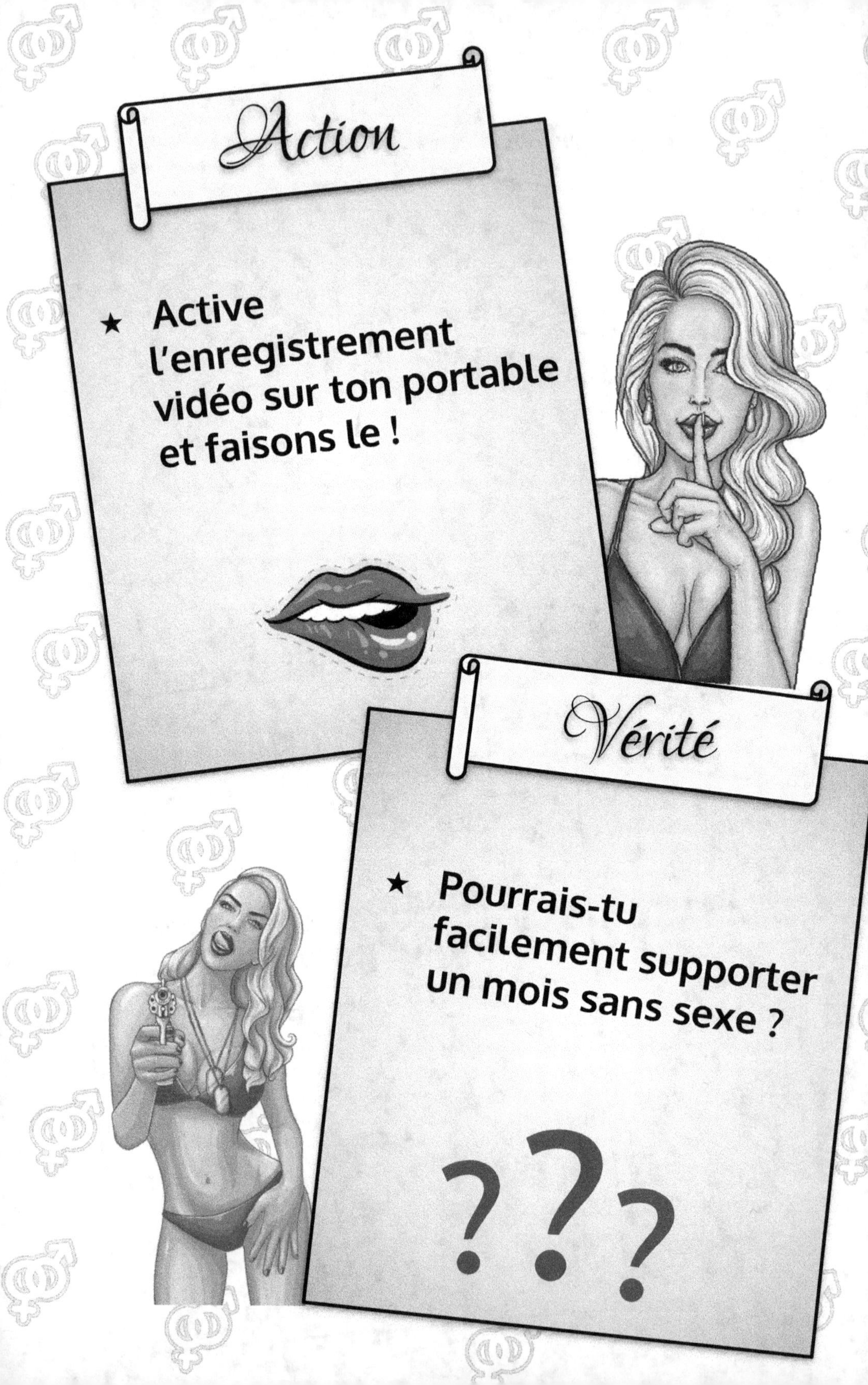

Action
★ Active l'enregistrement vidéo sur ton portable et faisons le !
Vérité
★ Pourrais-tu facilement supporter un mois sans sexe ?

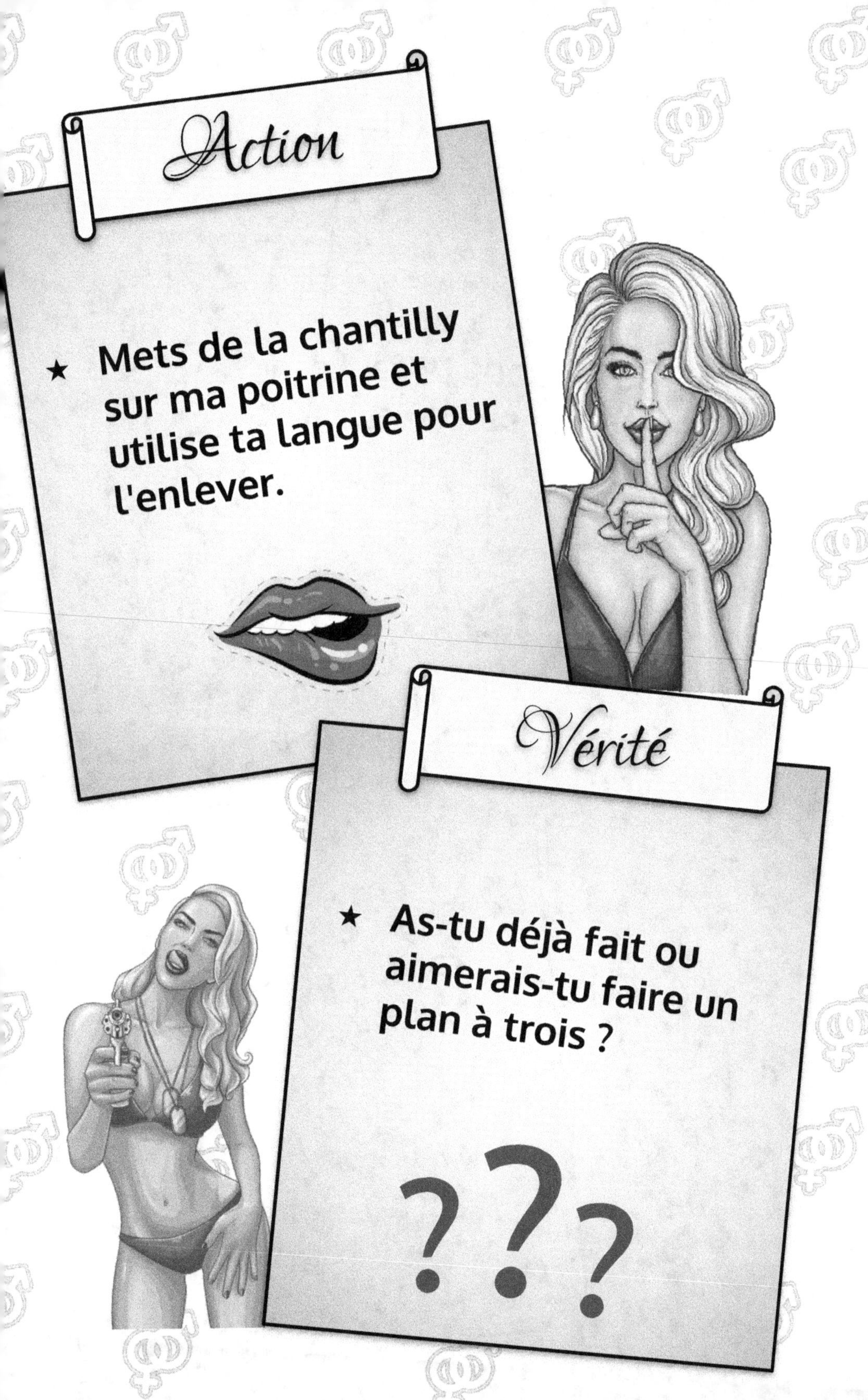
Action
★ Mets de la chantilly sur ma poitrine et utilise ta langue pour l'enlever.
Vérité
★ As-tu déjà fait ou aimerais-tu faire un plan à trois ?

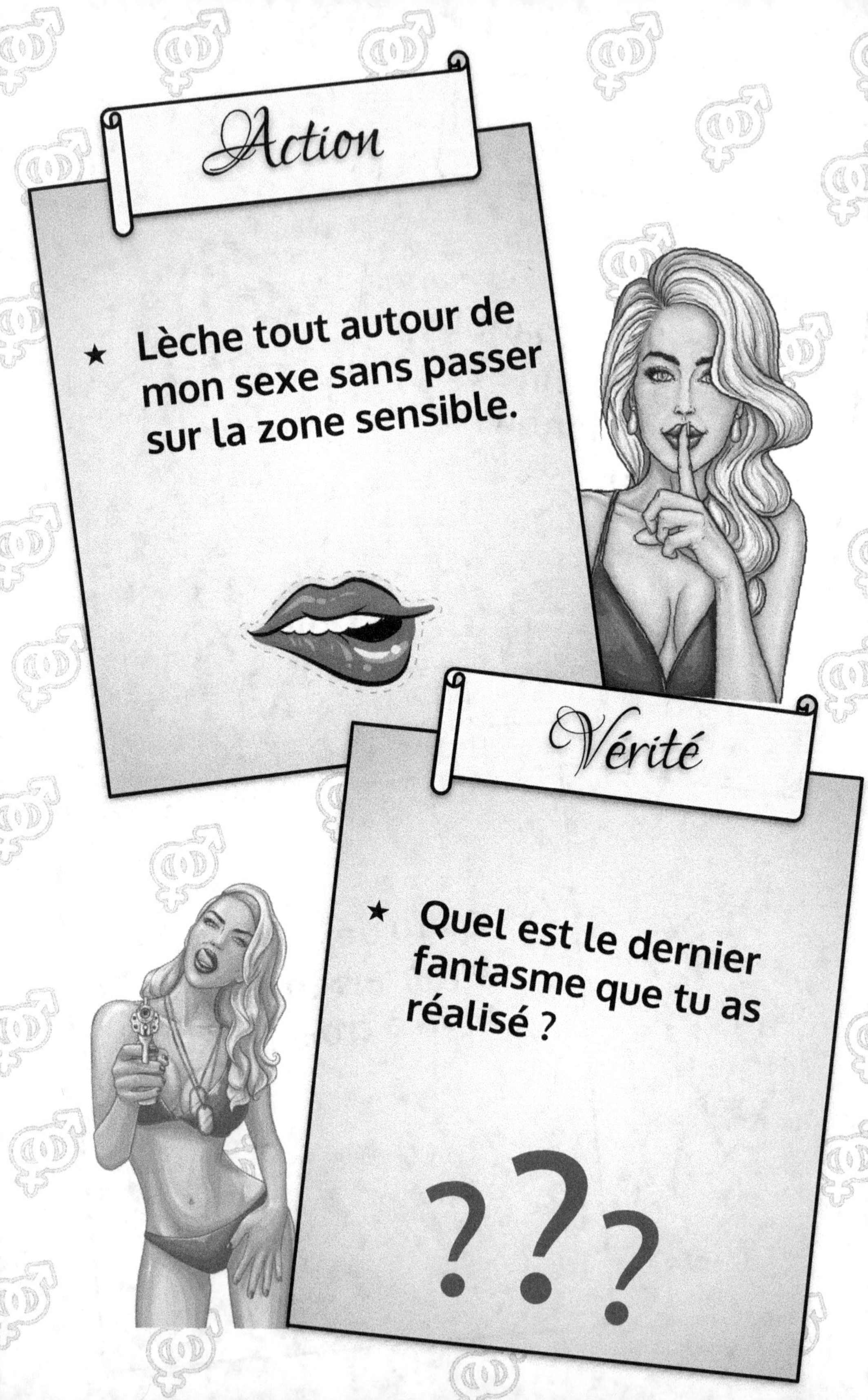

Action

Lèche tout autour de mon sexe sans passer sur la zone sensible.

Vérité

Quel est le dernier fantasme que tu as réalisé ?

???

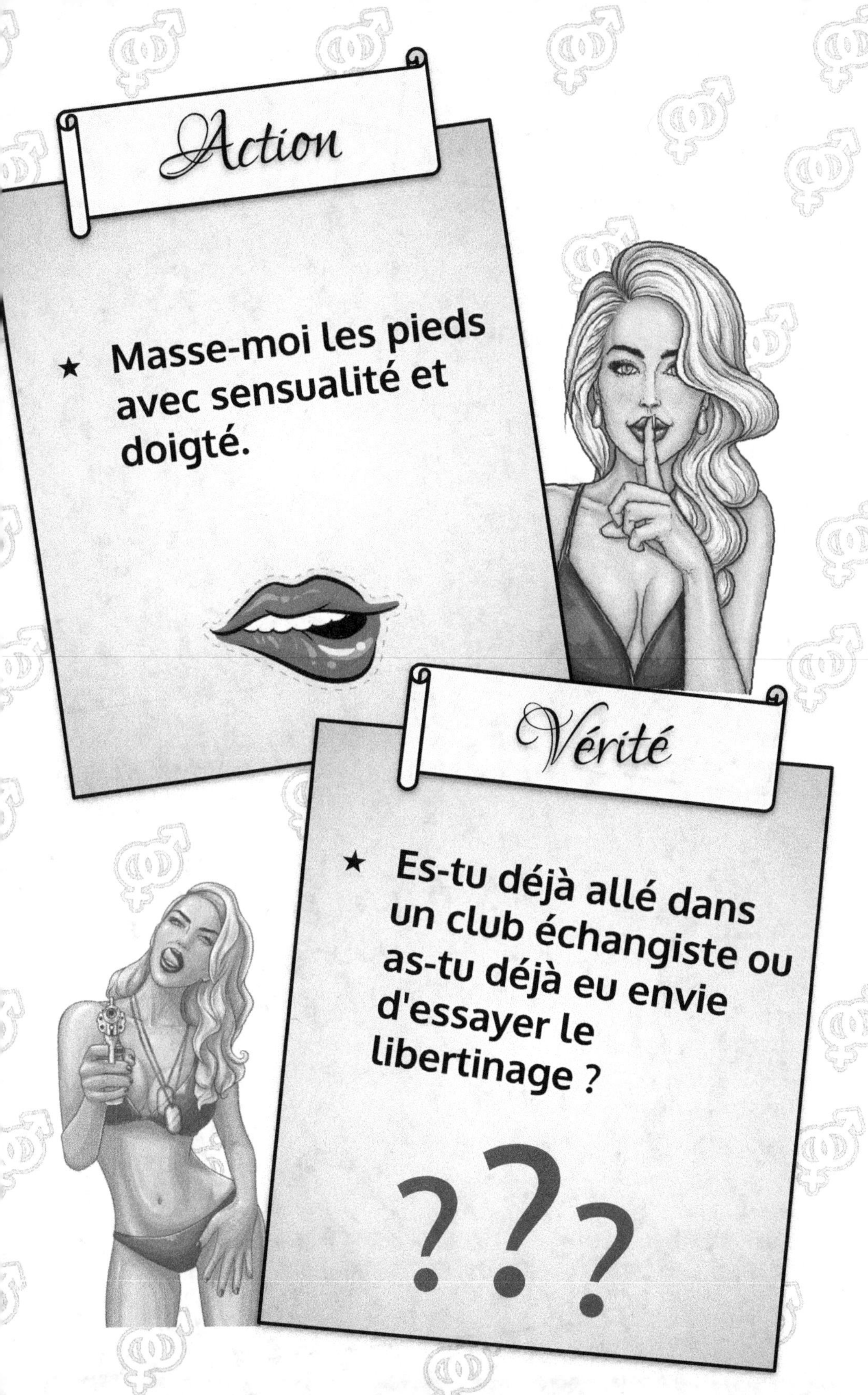
Action

★ Masse-moi les pieds
avec sensualité et
doigté.

Vérité

★ Es-tu déjà allé dans
un club échangiste ou
as-tu déjà eu envie
d'essayer le
libertinage ?

???

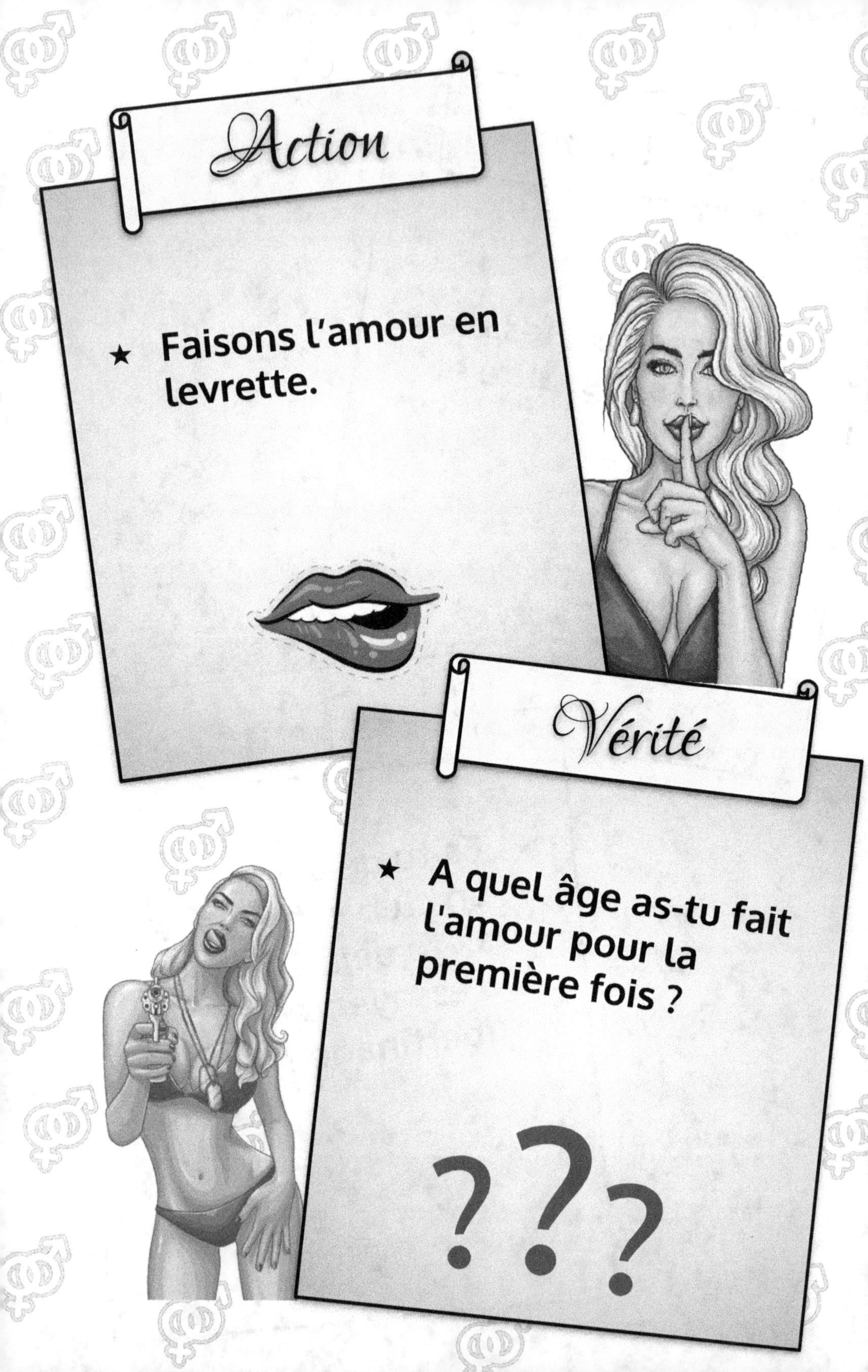

Action

★ Faisons l'amour en levrette.

Vérité

★ A quel âge as-tu fait l'amour pour la première fois ?

? ? ?

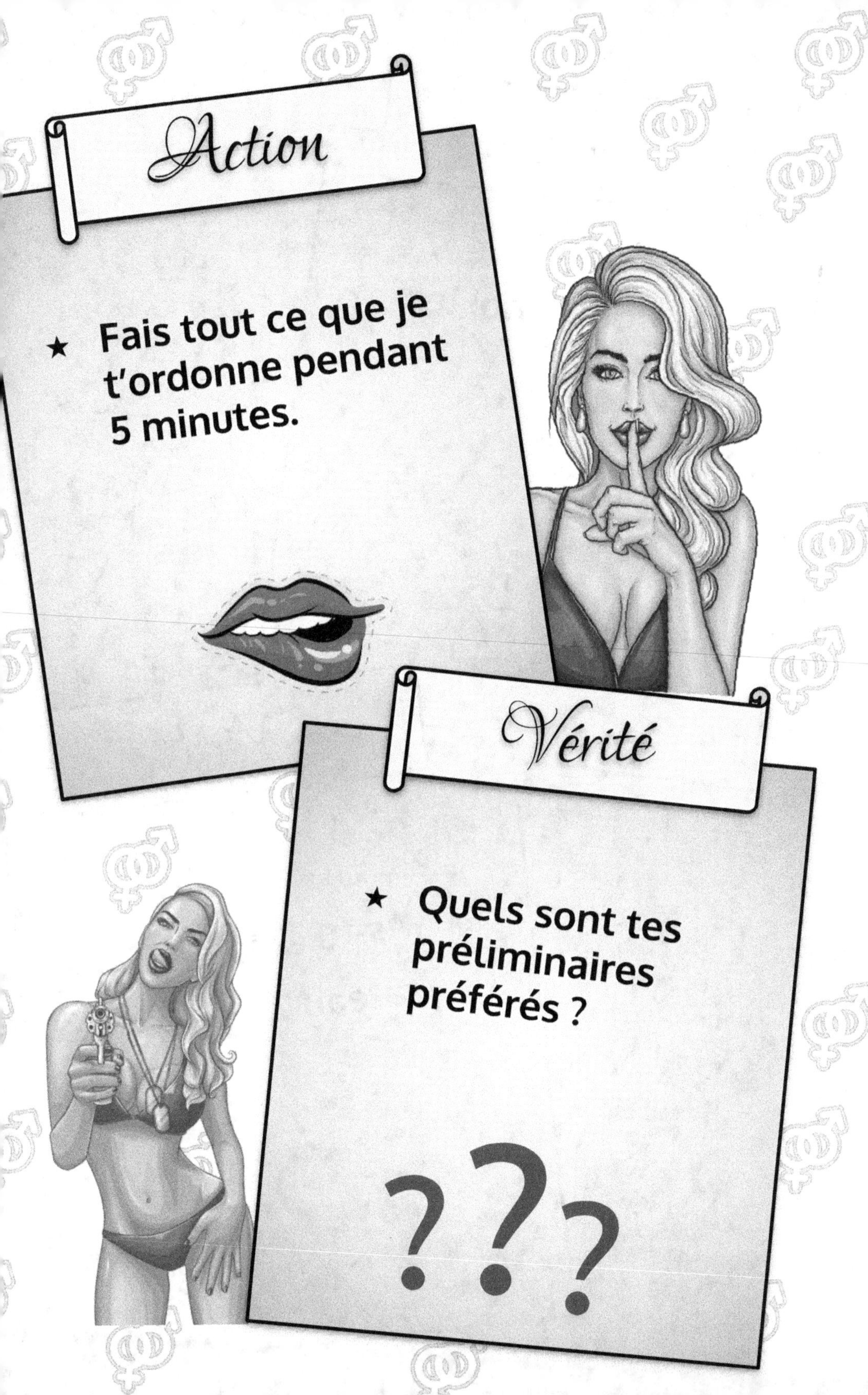
Action
★ Fais tout ce que je t'ordonne pendant 5 minutes.
Vérité
★ Quels sont tes préliminaires préférés ?

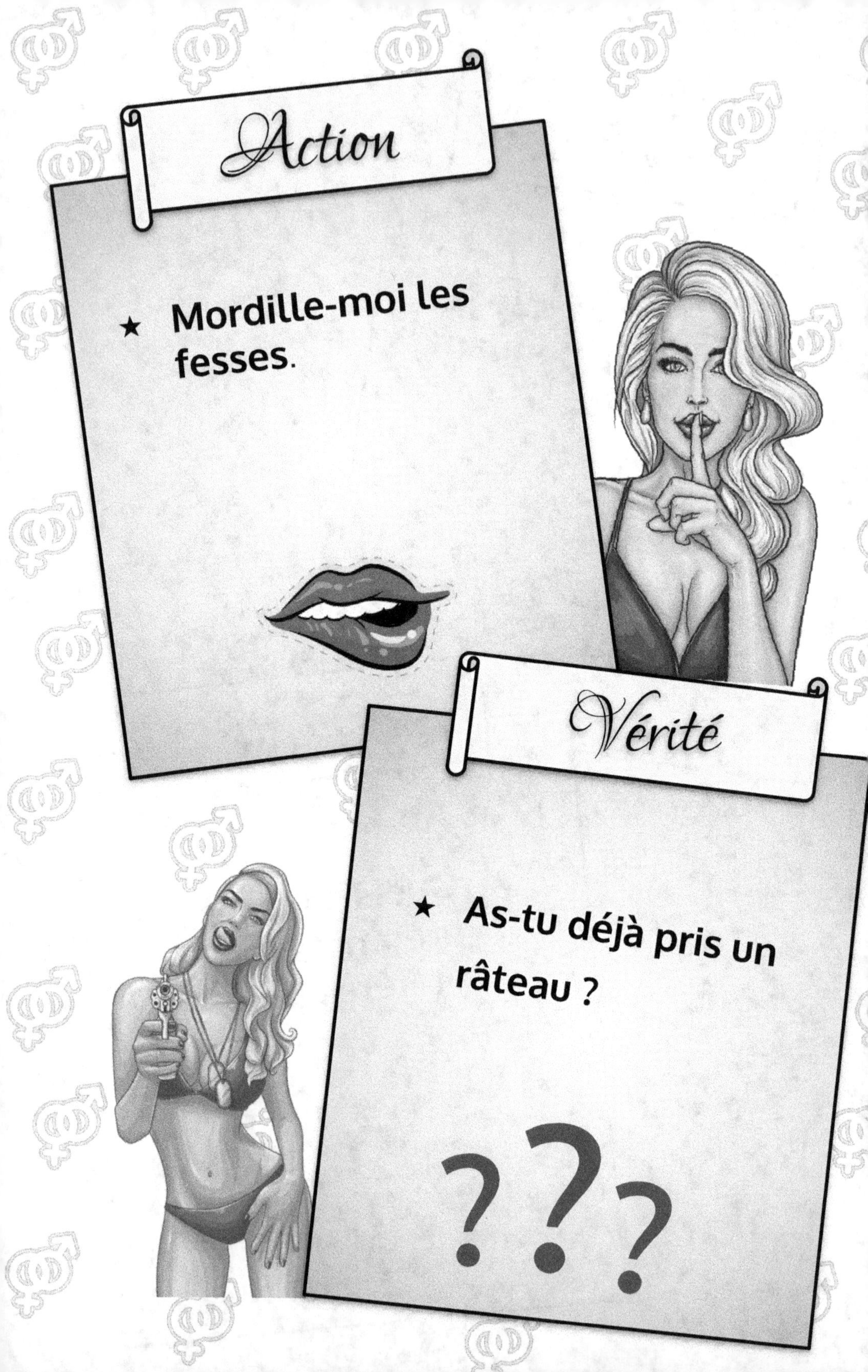
Action
★ Mordille-moi les fesses.
Vérité
★ As-tu déjà pris un râteau ?
???

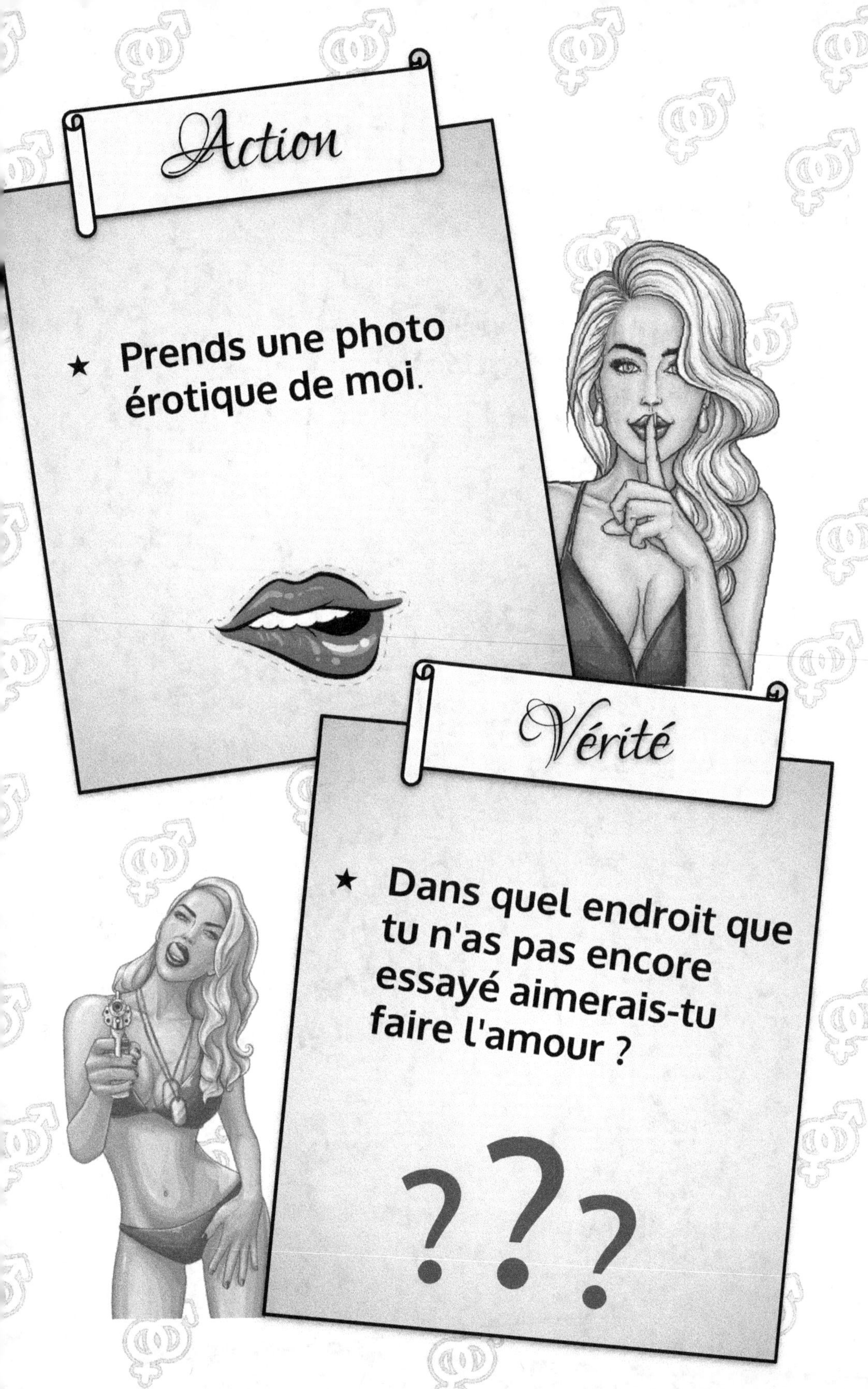

Action

★ Prends une photo
érotique de moi.

Vérité

★ Dans quel endroit que
tu n'as pas encore
essayé aimerais-tu
faire l'amour ?

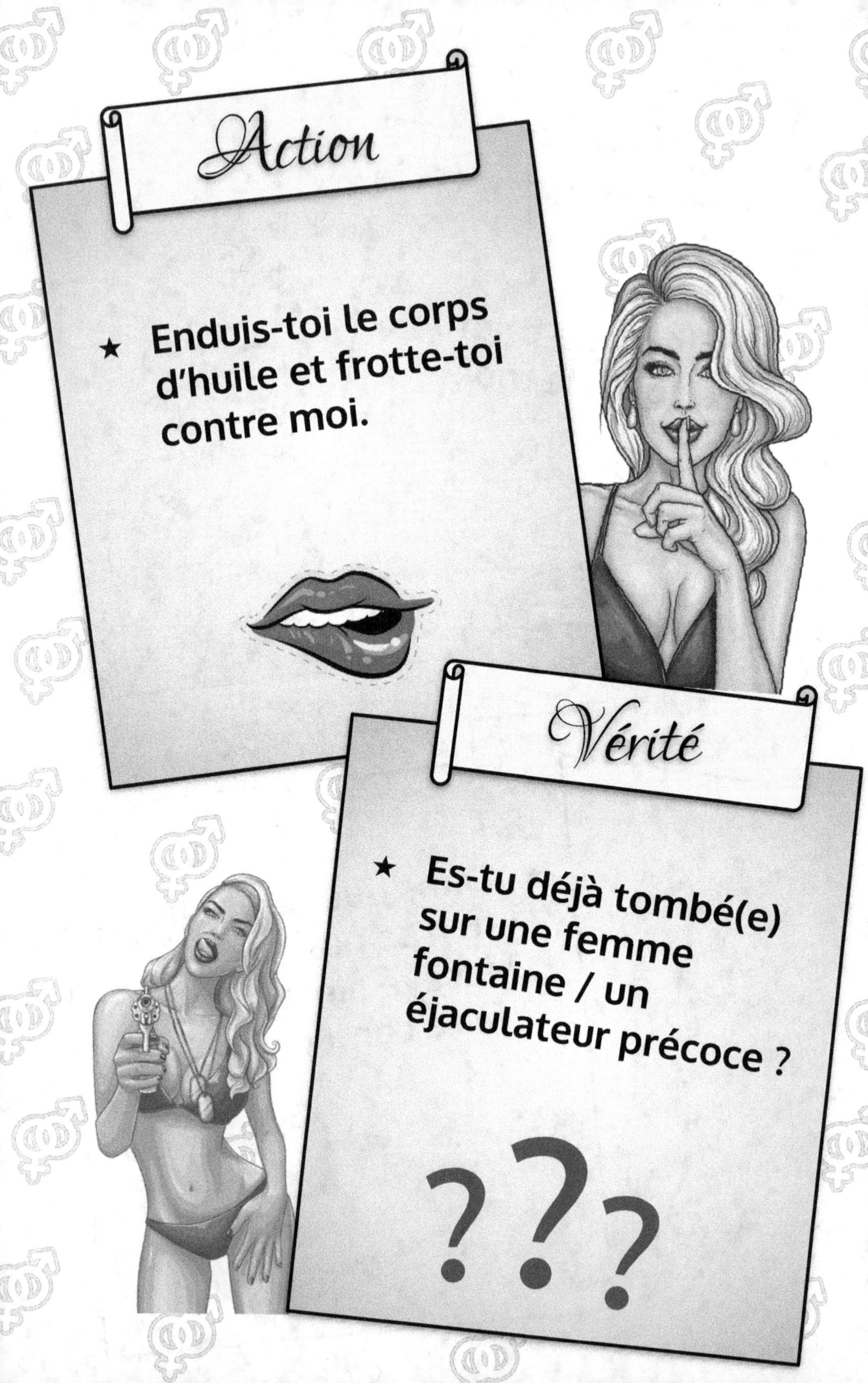
Action
★ Enduis-toi le corps d'huile et frotte-toi contre moi.
Vérité
★ Es-tu déjà tombé(e) sur une femme fontaine / un éjaculateur précoce ?
???

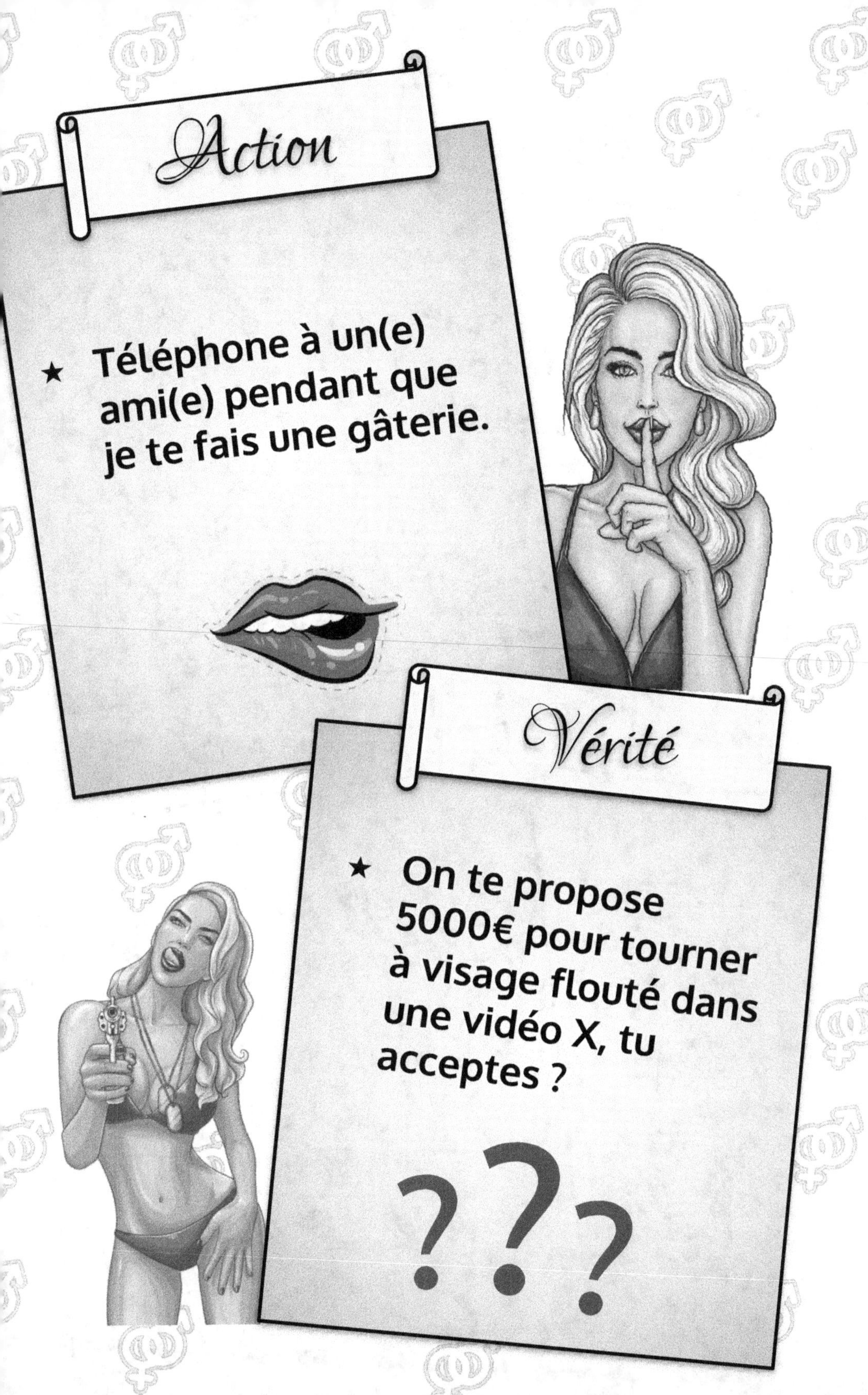
Action
Téléphone à un(e)
ami(e) pendant que
je te fais une gâterie.
Vérité
On te propose
5000€ pour tourner
à visage flouté dans
une vidéo X, tu
acceptes ?
???

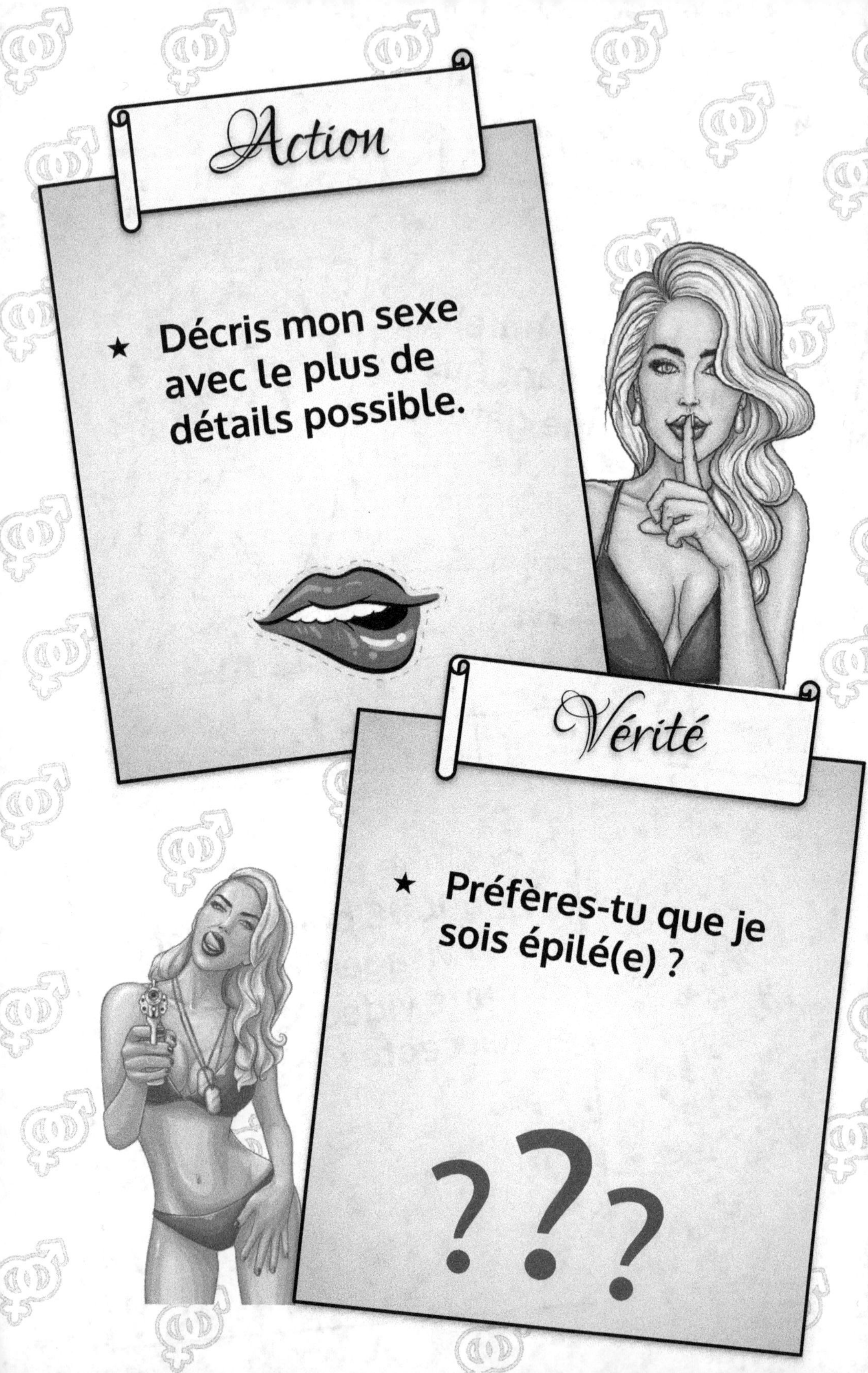
Action
★ Décris mon sexe avec le plus de détails possible.
Vérité
★ Préfères-tu que je sois épilé(e) ?
???

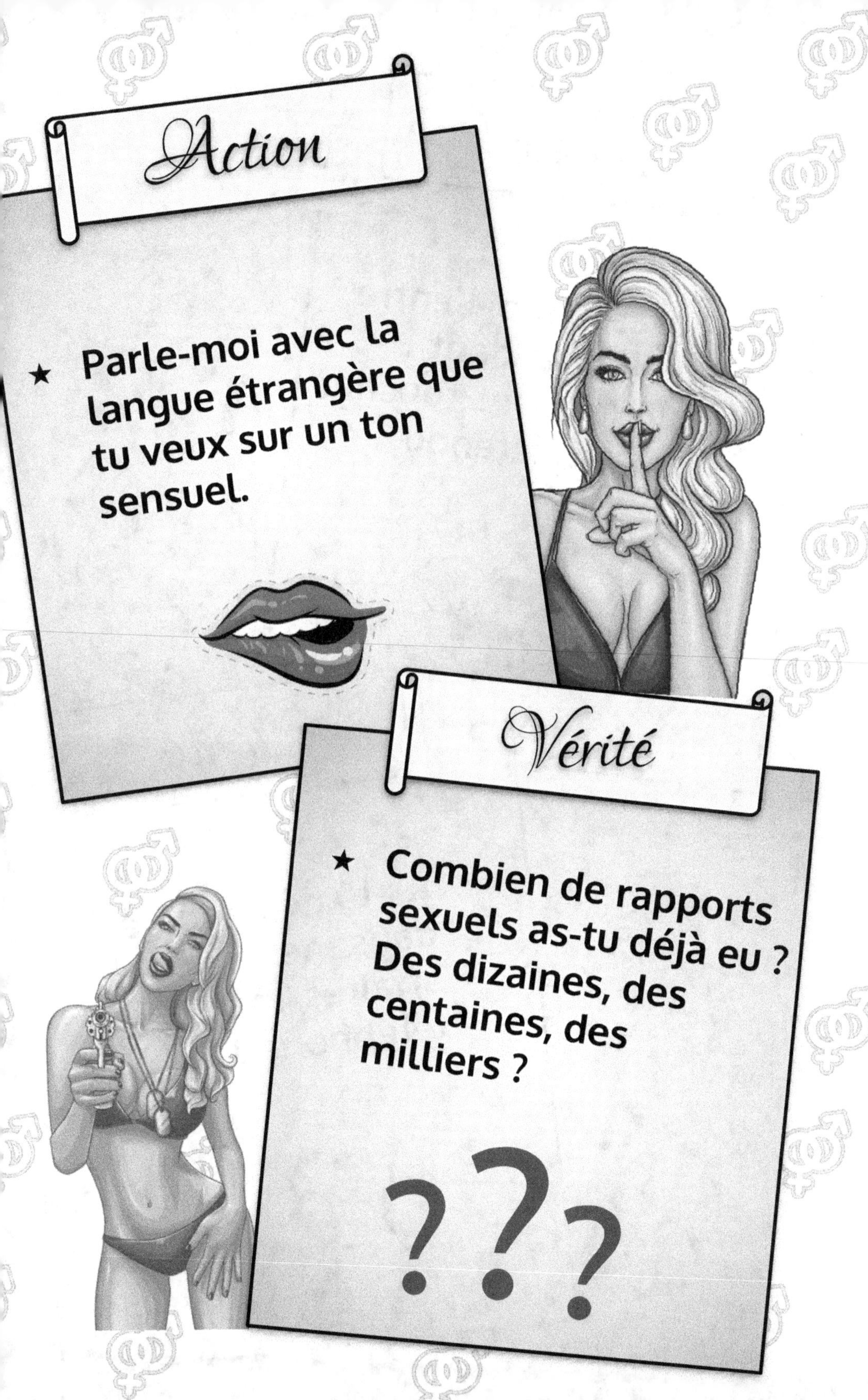

Action

★ Parle-moi avec la langue étrangère que tu veux sur un ton sensuel.

Vérité

★ Combien de rapports sexuels as-tu déjà eu ? Des dizaines, des centaines, des milliers ?

???

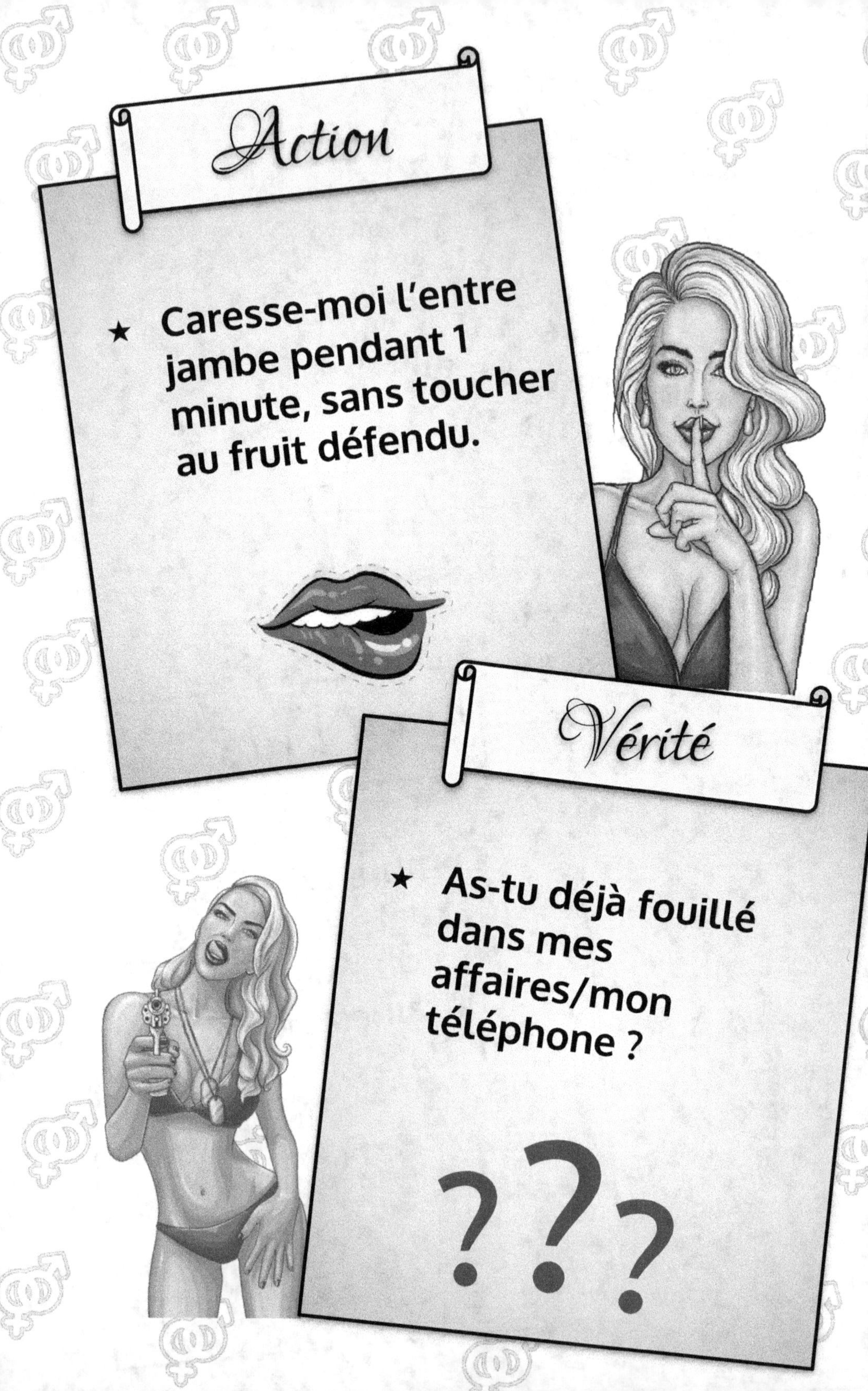
Action
★ Caresse-moi l'entre jambe pendant 1 minute, sans toucher au fruit défendu.
Vérité
★ As-tu déjà fouillé dans mes affaires/mon téléphone ?
???

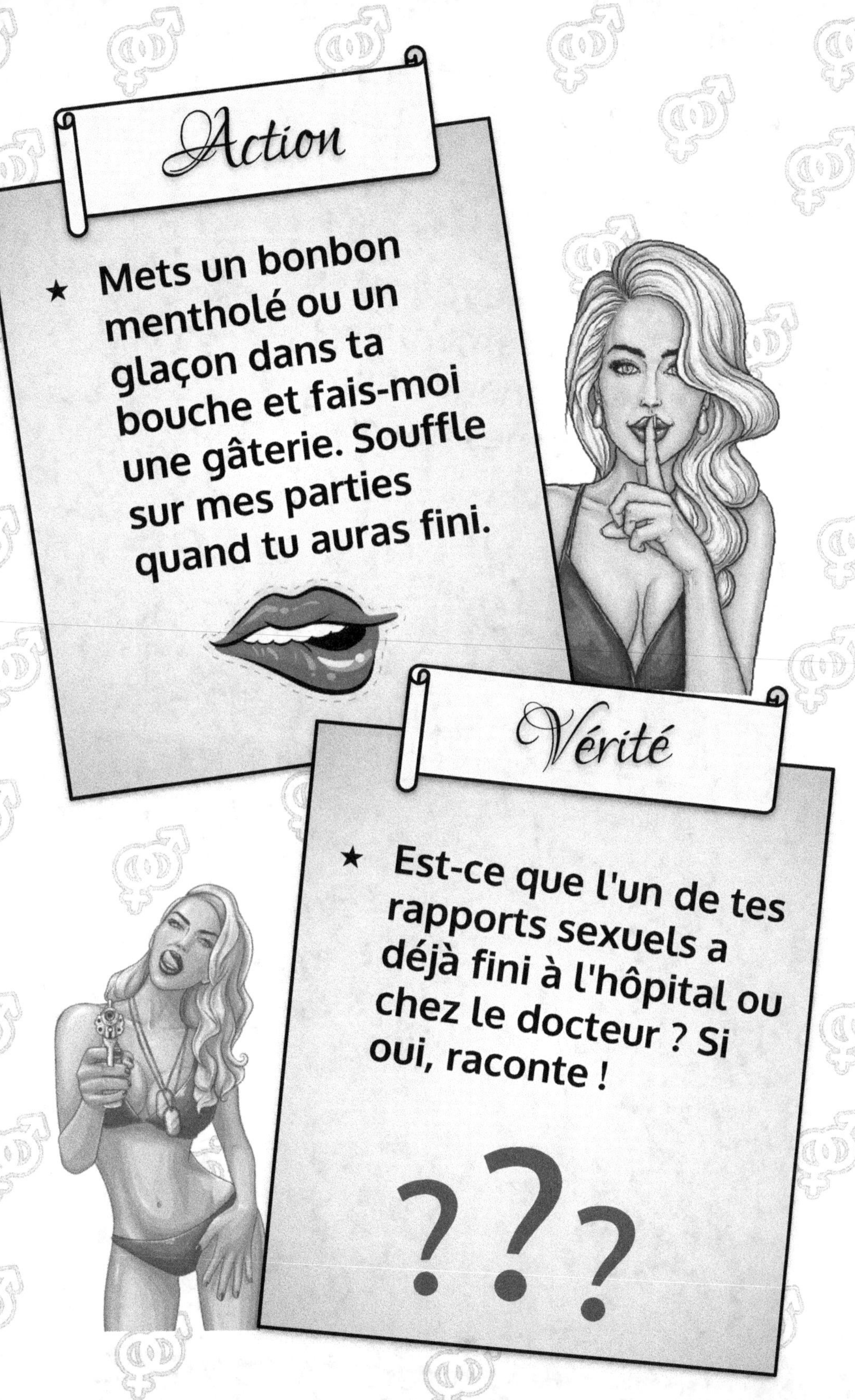Action

★ Mets un bonbon mentholé ou un glaçon dans ta bouche et fais-moi une gâterie. Souffle sur mes parties quand tu auras fini.

Vérité

★ Est-ce que l'un de tes rapports sexuels a déjà fini à l'hôpital ou chez le docteur ? Si oui, raconte !

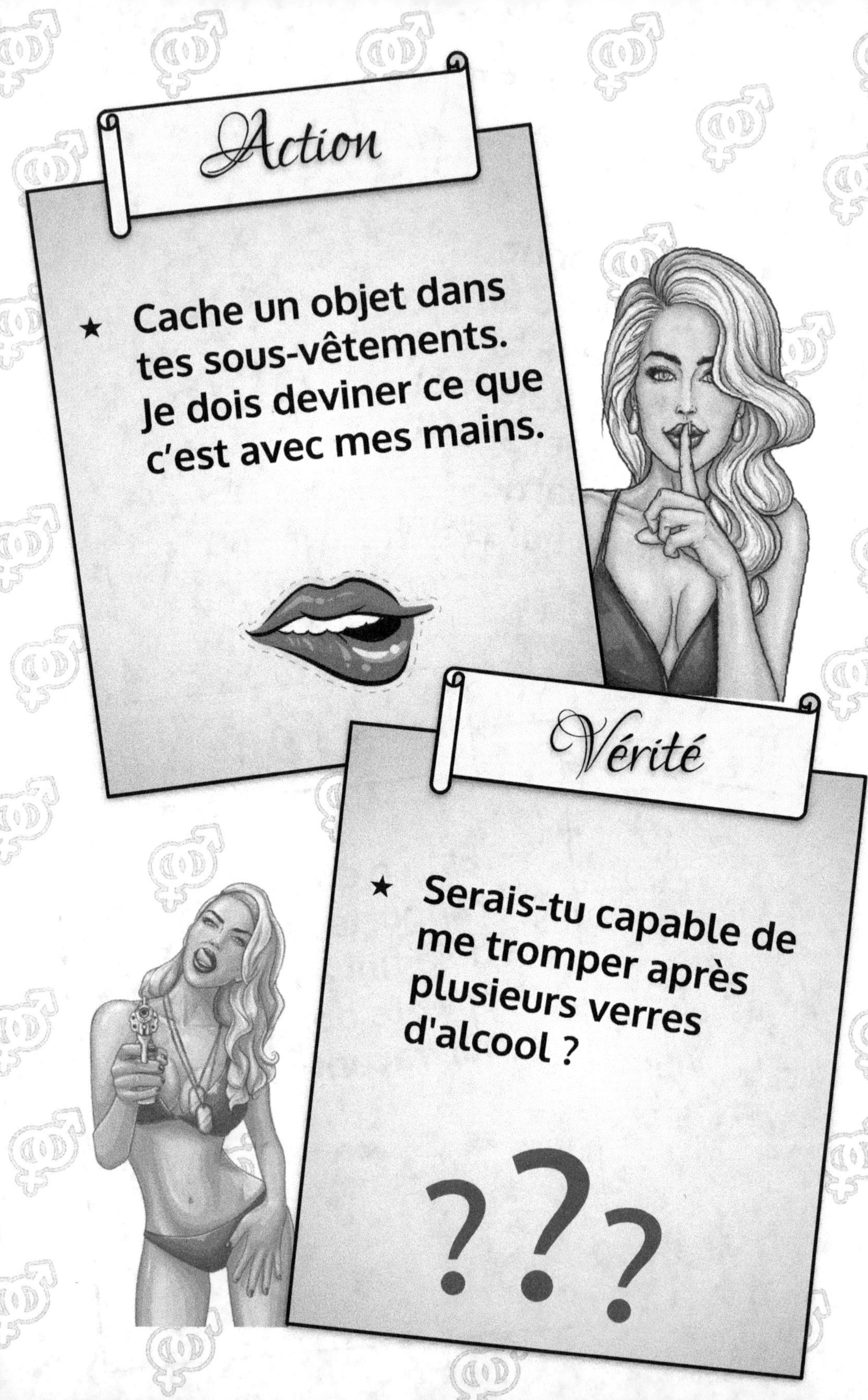

Action

★ Cache un objet dans tes sous-vêtements. Je dois deviner ce que c'est avec mes mains.

Vérité

★ Serais-tu capable de me tromper après plusieurs verres d'alcool ?

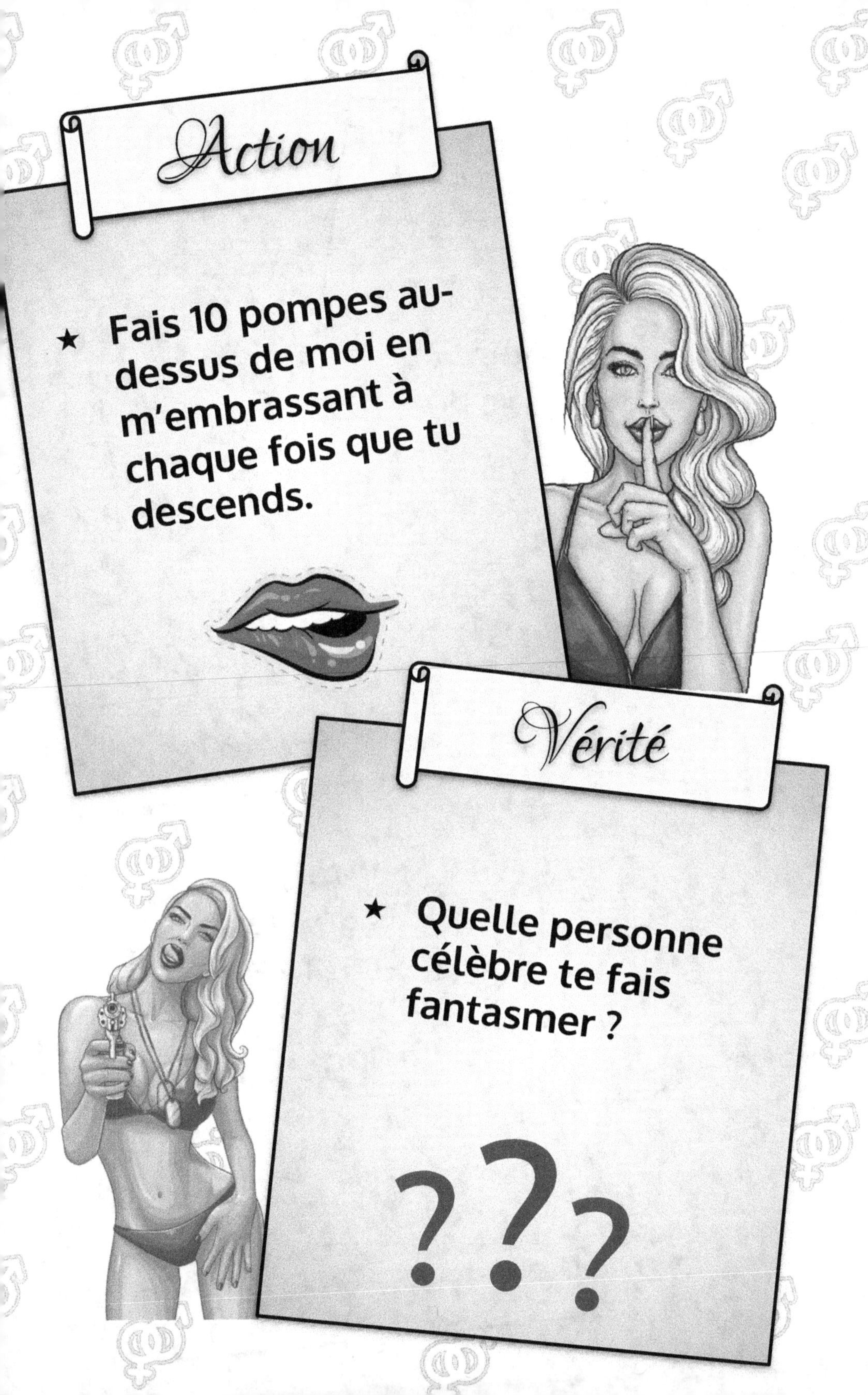

Action

★ Fais 10 pompes au-dessus de moi en m'embrassant à chaque fois que tu descends.

Vérité

★ Quelle personne célèbre te fais fantasmer ?

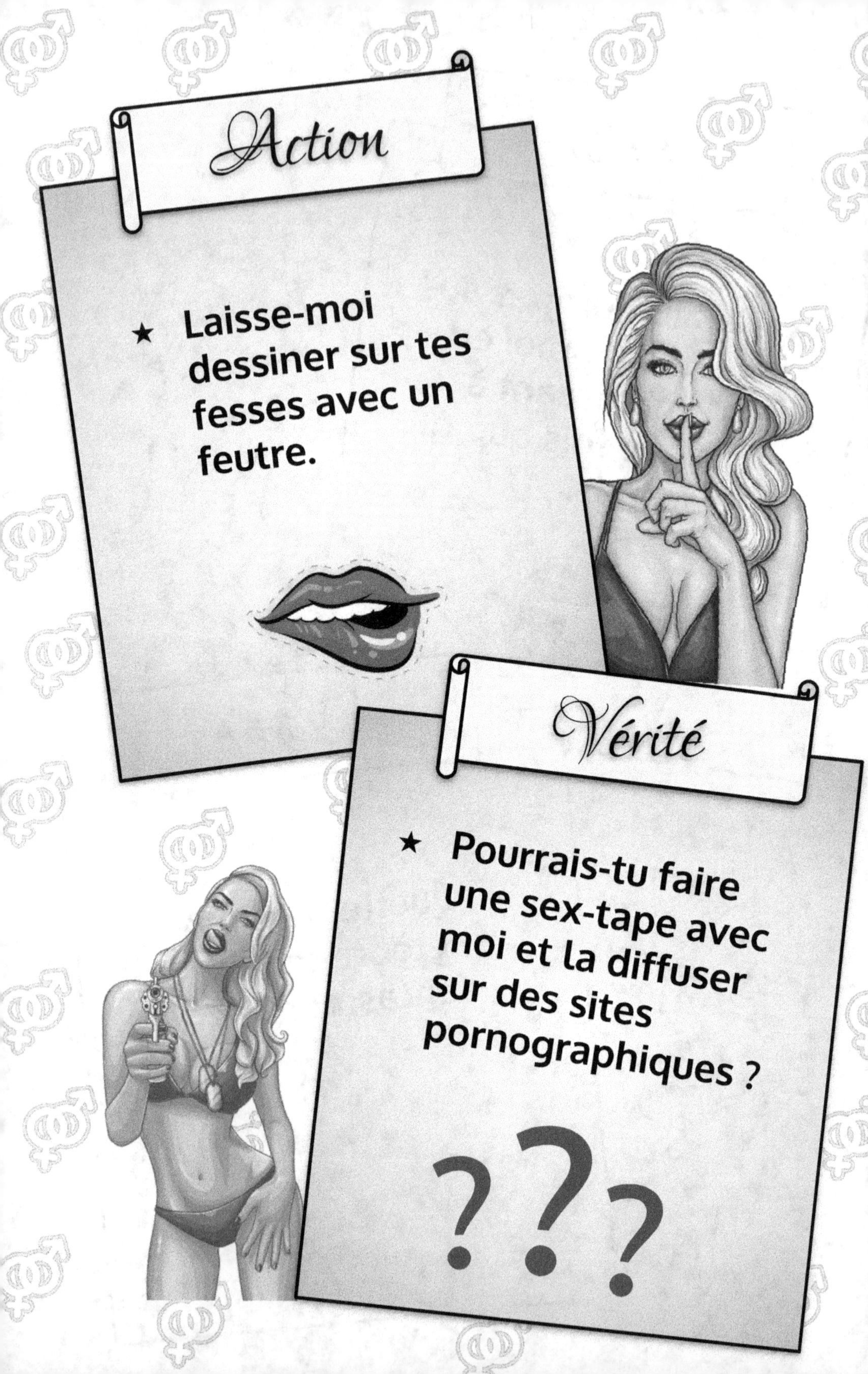
Action
★ Laisse-moi dessiner sur tes fesses avec un feutre.
Vérité
★ Pourrais-tu faire une sex-tape avec moi et la diffuser sur des sites pornographiques ?

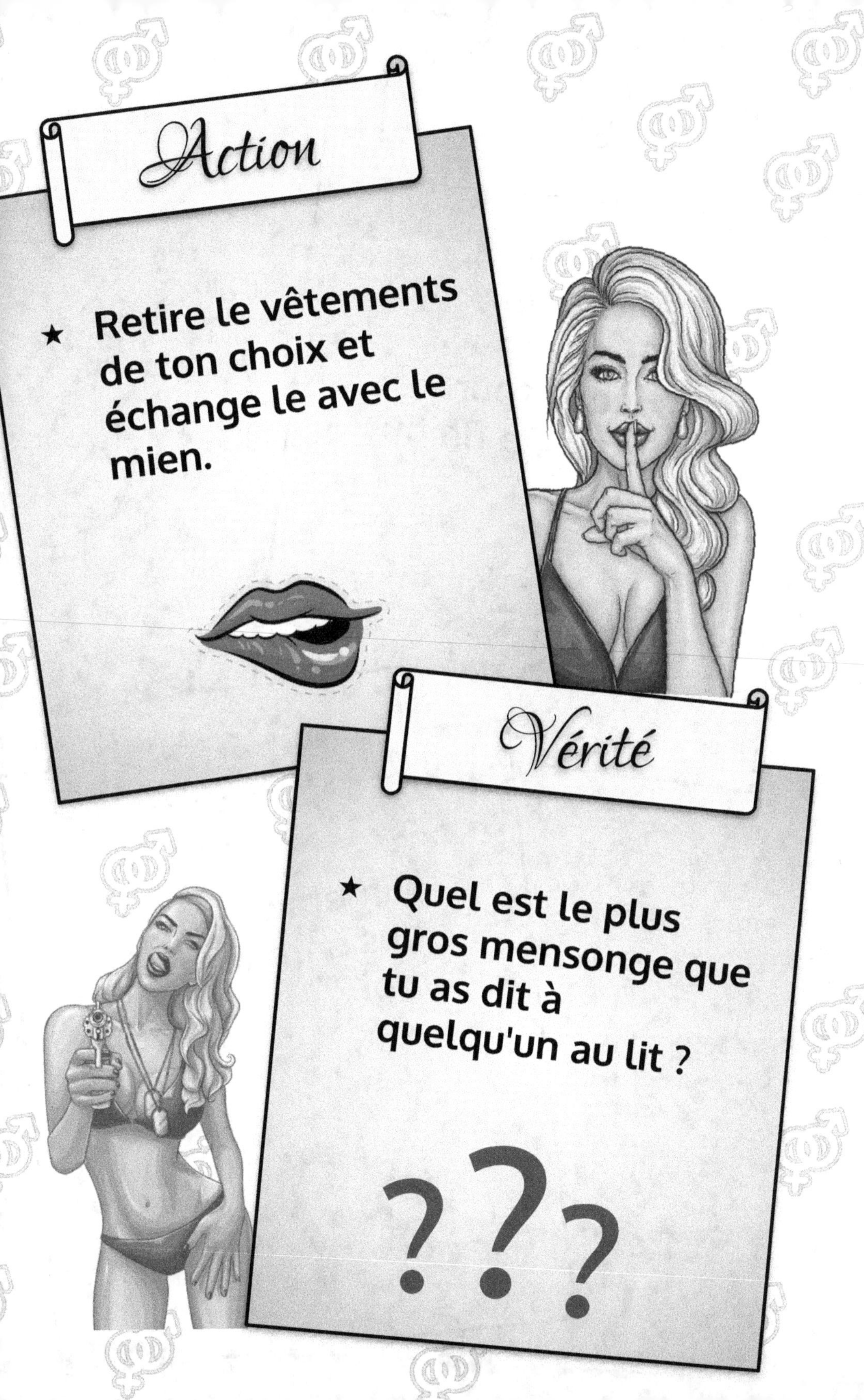
Action

★ Retire le vêtements
de ton choix et
échange le avec le
mien.

Vérité

★ Quel est le plus
gros mensonge que
tu as dit à
quelqu'un au lit ?

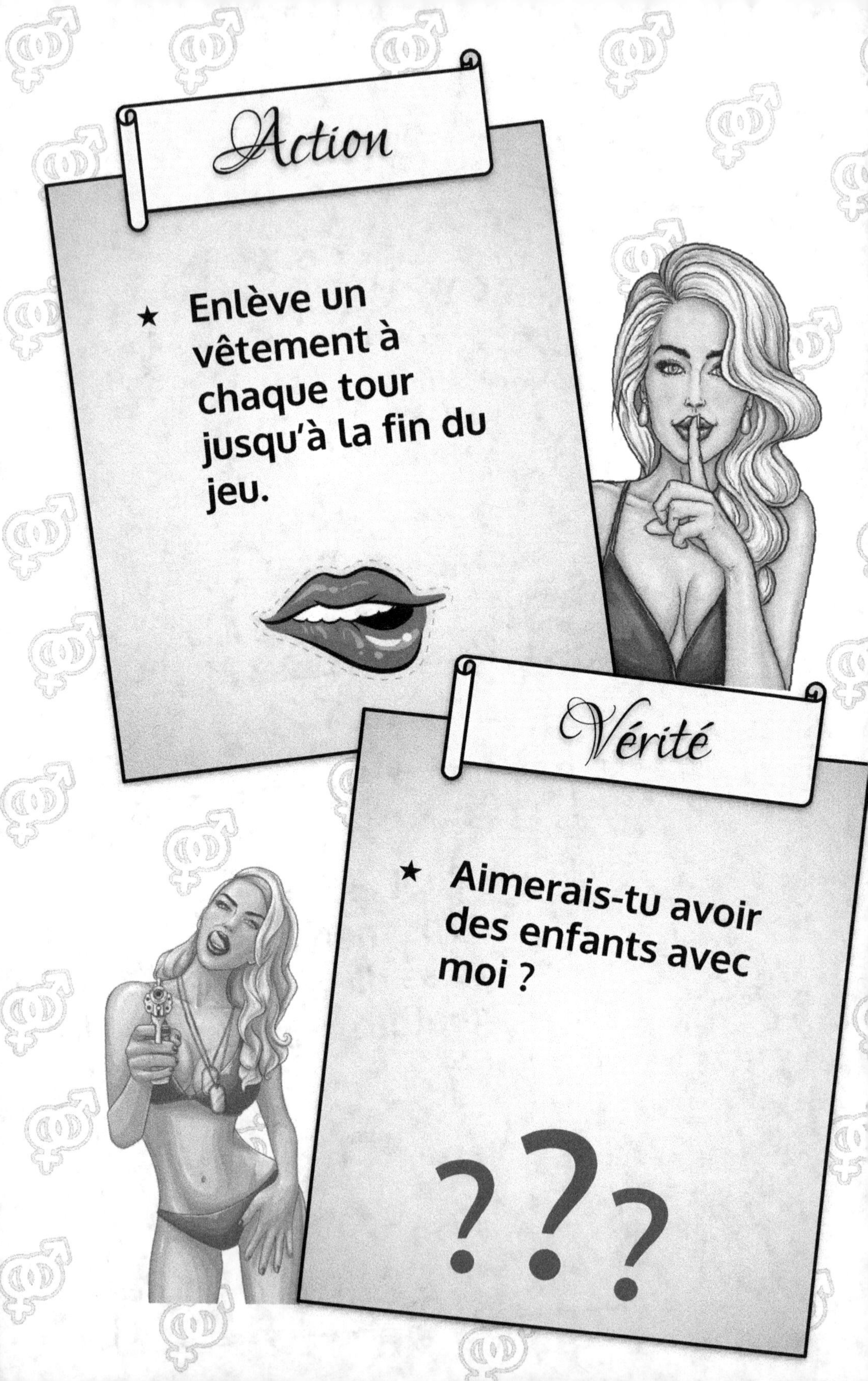
Action
★ Enlève un vêtement à chaque tour jusqu'à la fin du jeu.
Vérité
★ Aimerais-tu avoir des enfants avec moi ?
? ? ?

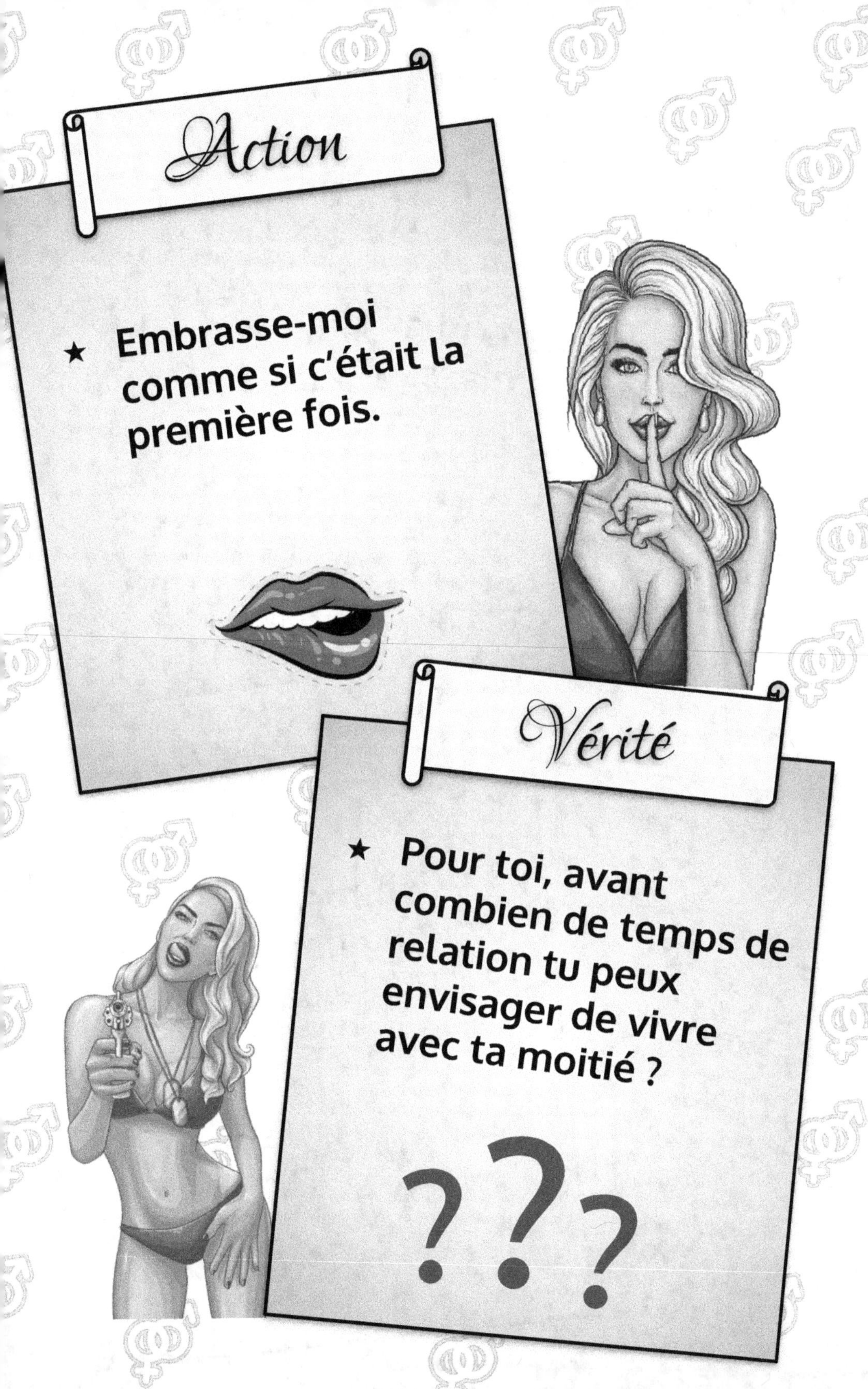

Action
Embrasse-moi comme si c'était la première fois.
Vérité
Pour toi, avant combien de temps de relation tu peux envisager de vivre avec ta moitié ?

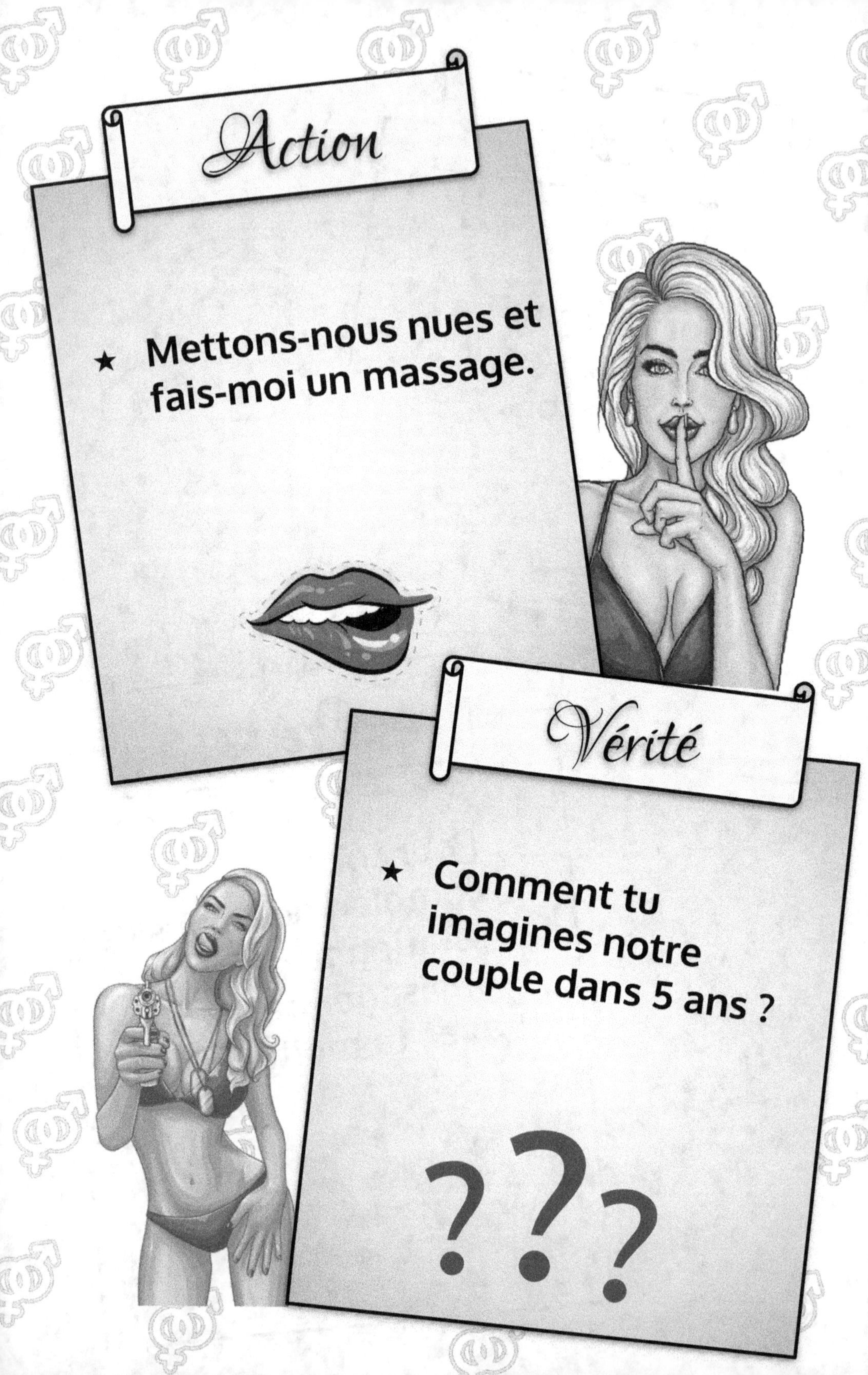
Action
Mettons-nous nues et fais-moi un massage.
Vérité
Comment tu imagines notre couple dans 5 ans ?
? ? ?

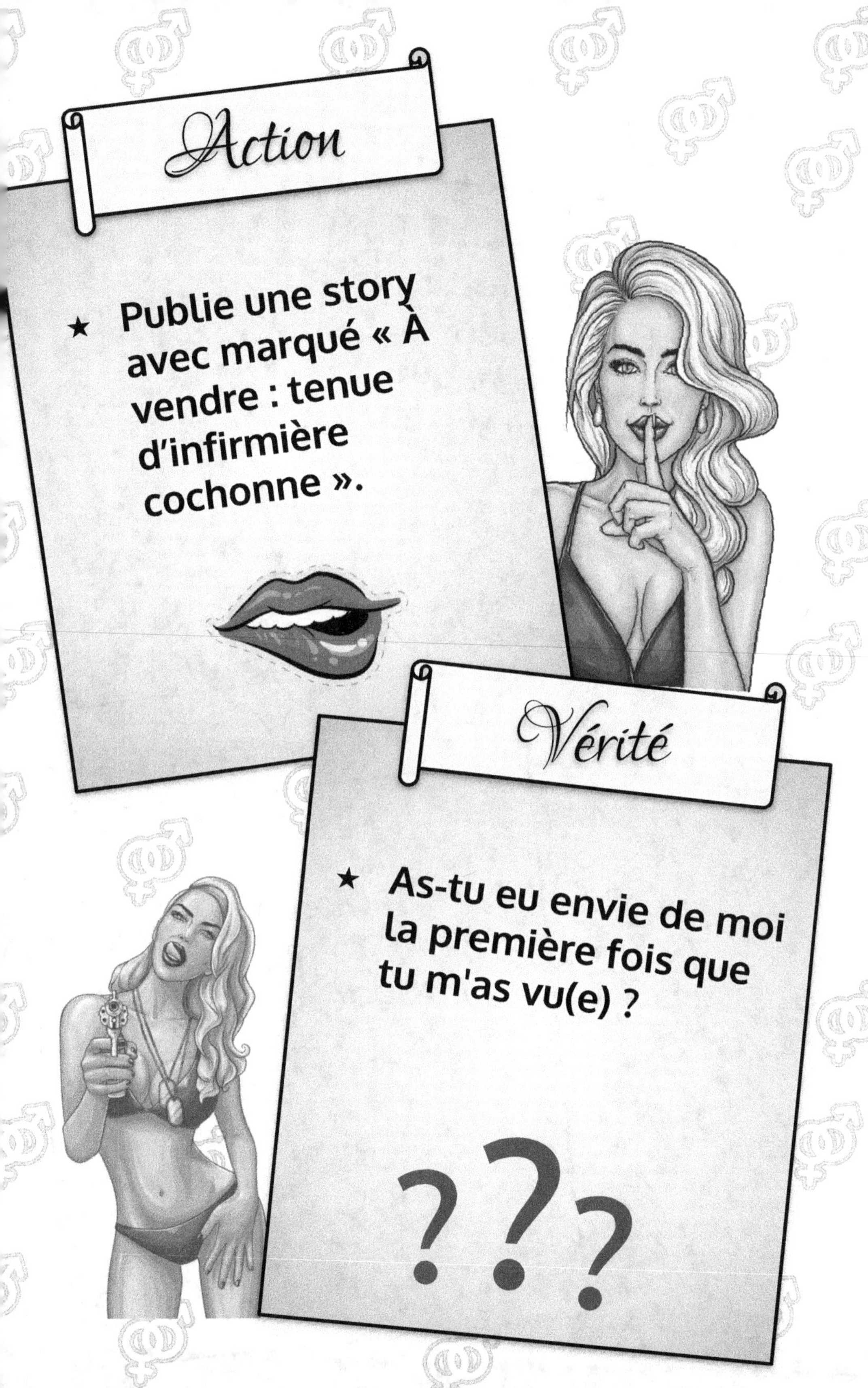
Action
★ Publie une story avec marqué « À vendre : tenue d'infirmière cochonne ».
Vérité
★ As-tu eu envie de moi la première fois que tu m'as vu(e) ?

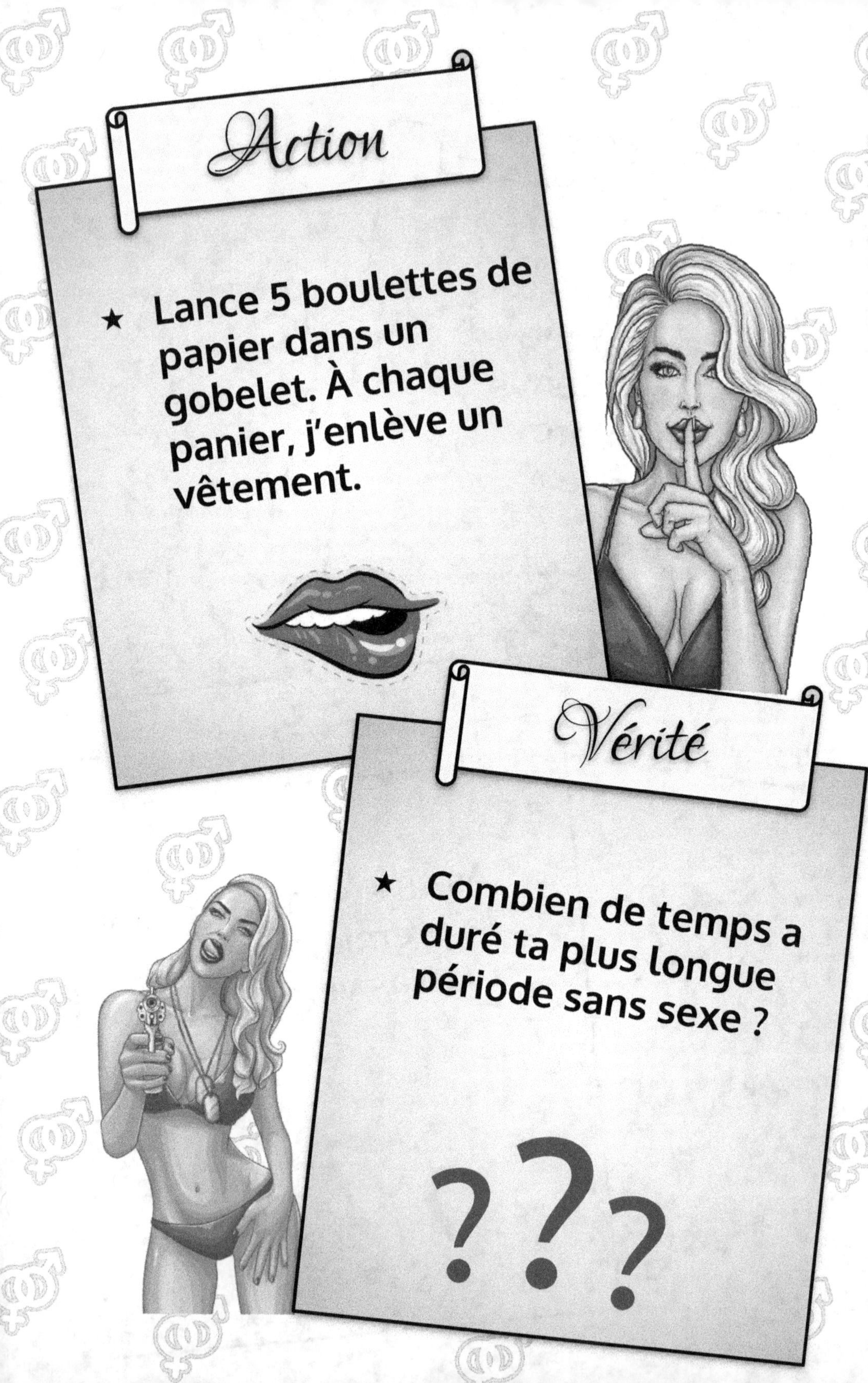
Action
Lance 5 boulettes de papier dans un gobelet. À chaque panier, j'enlève un vêtement.
Vérité
Combien de temps a duré ta plus longue période sans sexe ?

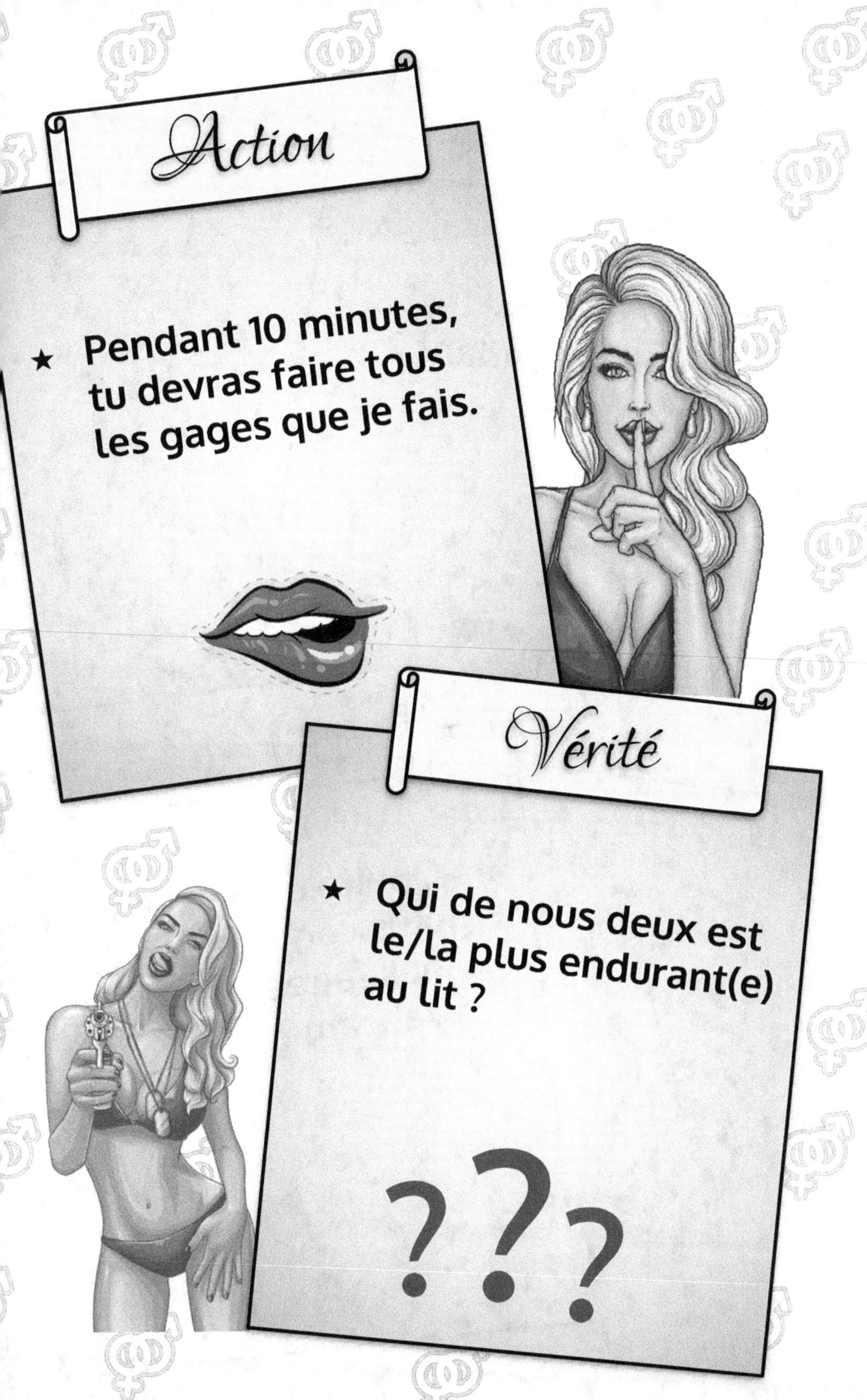
Action
Pendant 10 minutes, tu devras faire tous les gages que je fais.
Vérité
Qui de nous deux est le/la plus endurant(e) au lit ?
???

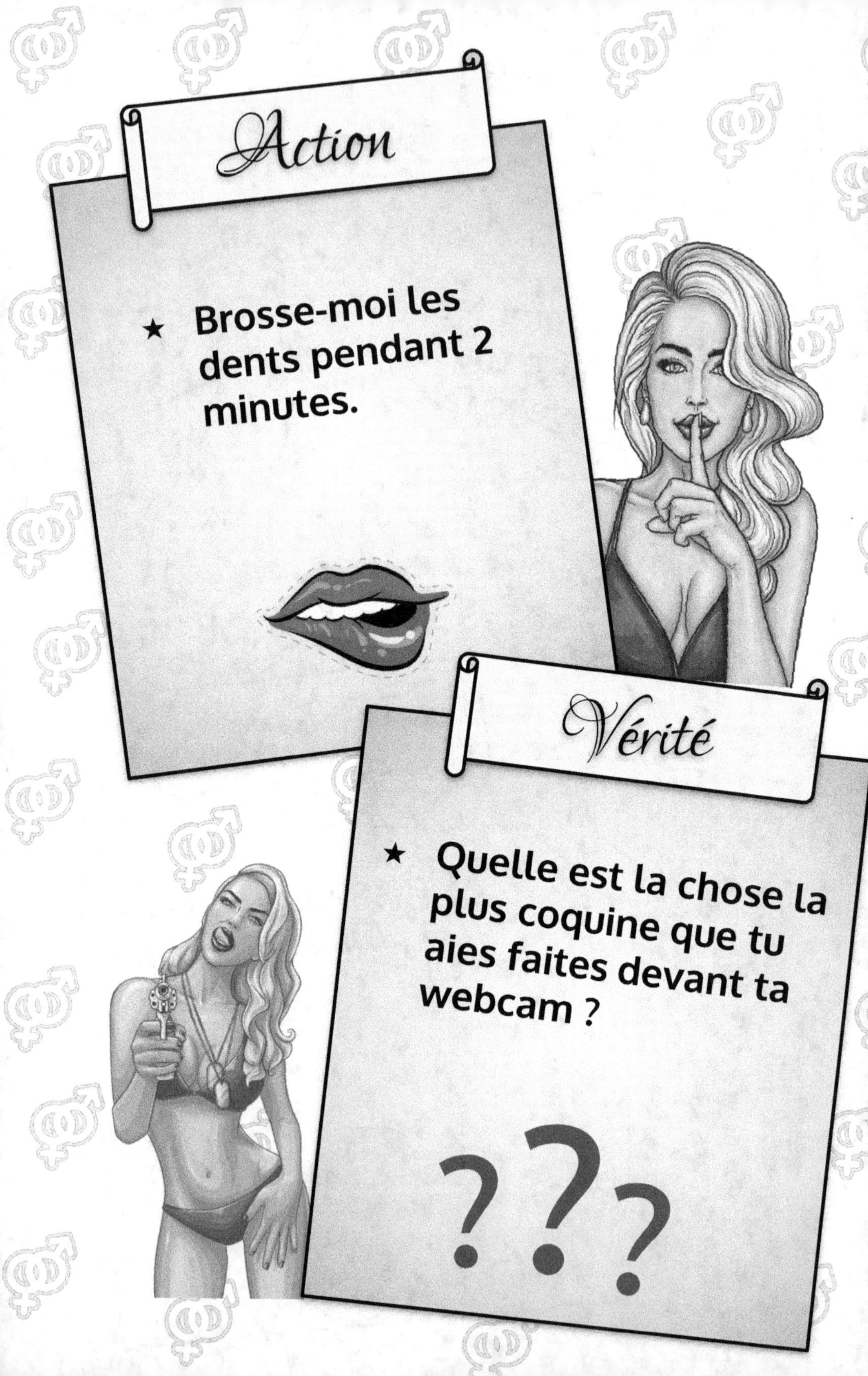

Action

★ Brosse-moi les dents pendant 2 minutes.

Vérité

★ Quelle est la chose la plus coquine que tu aies faites devant ta webcam ?

???

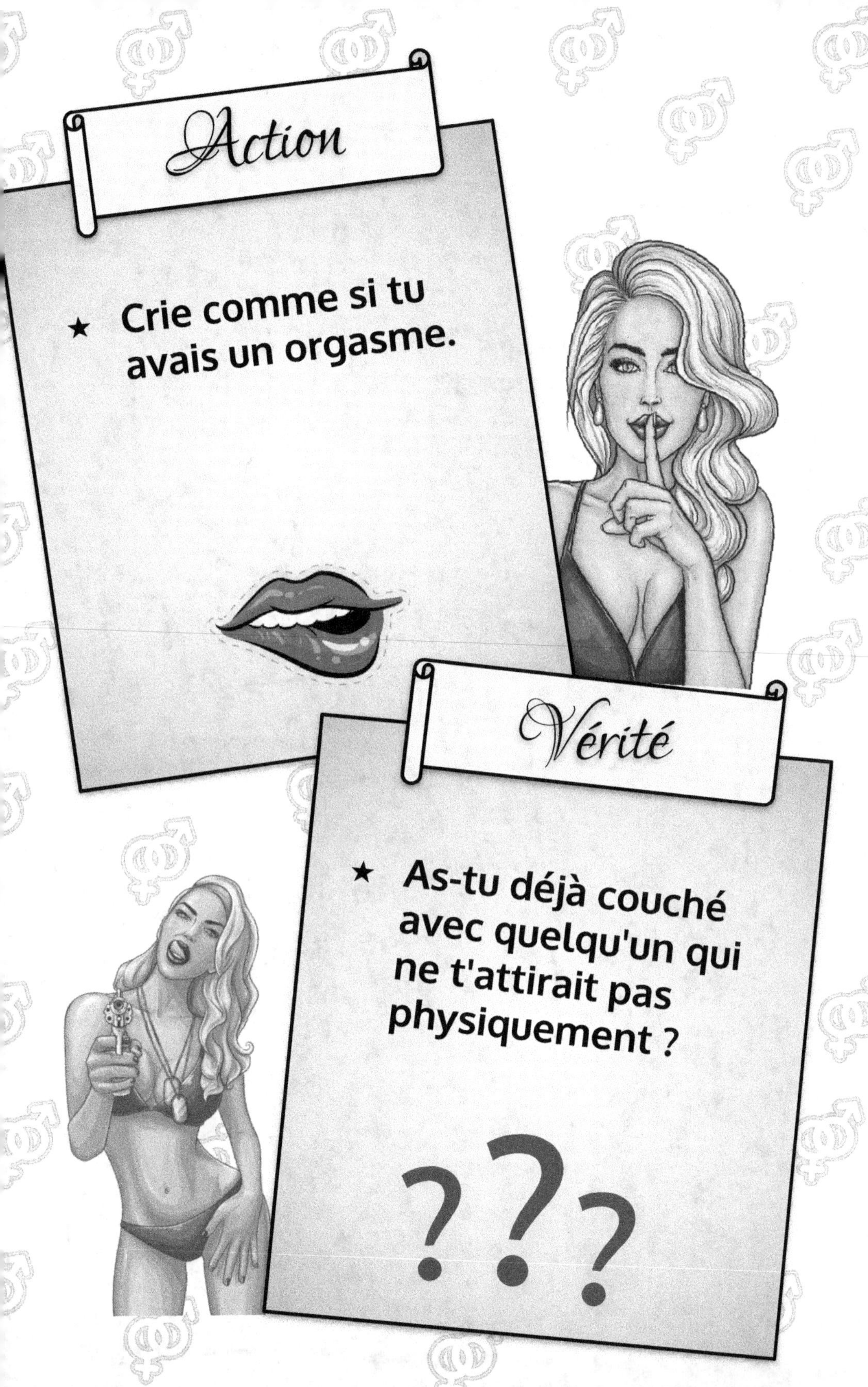
Action
Crie comme si tu avais un orgasme.
Vérité
As-tu déjà couché avec quelqu'un qui ne t'attirait pas physiquement ?
???

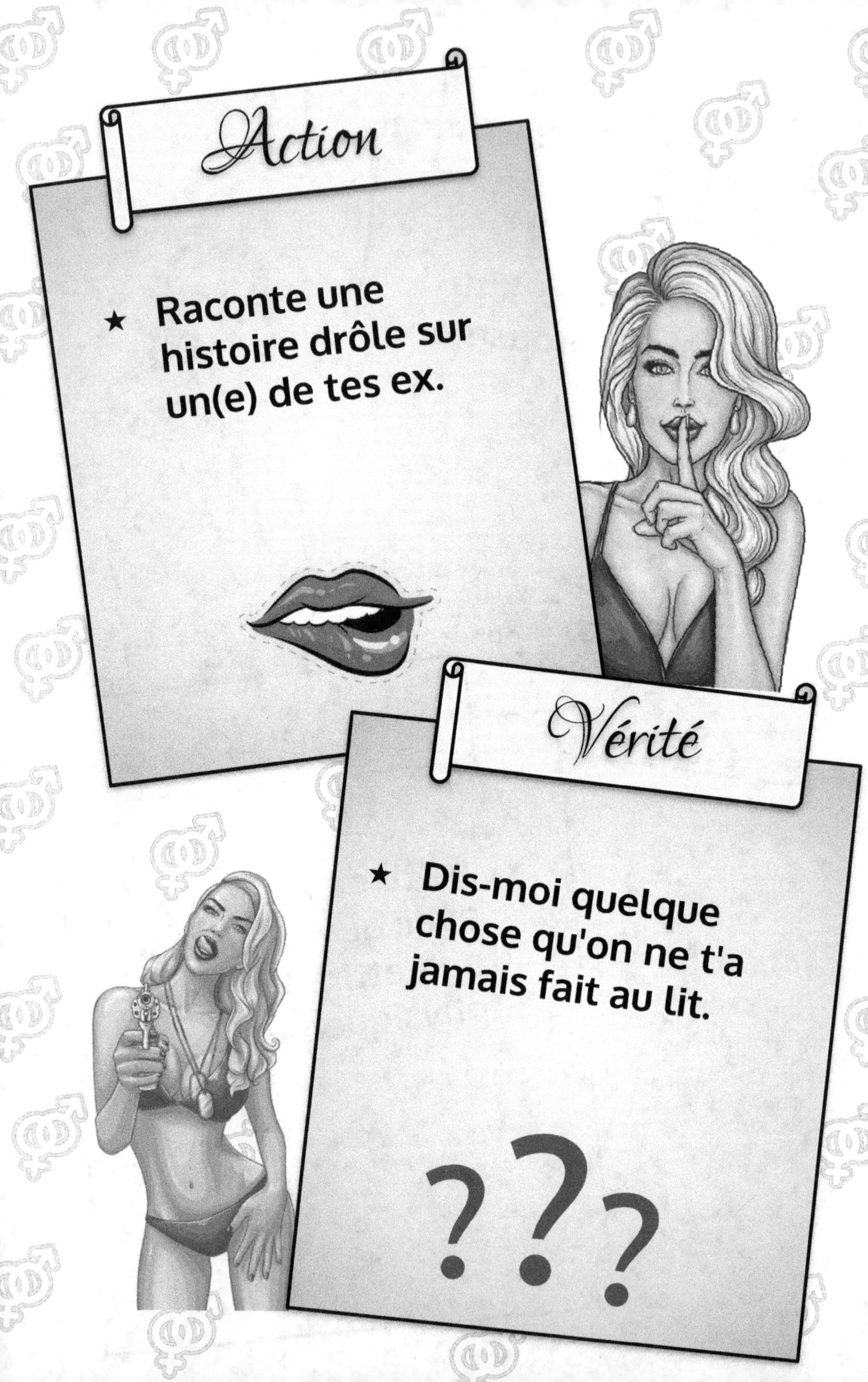
Action
★ Raconte une histoire drôle sur un(e) de tes ex.
Vérité
★ Dis-moi quelque chose qu'on ne t'a jamais fait au lit.
???

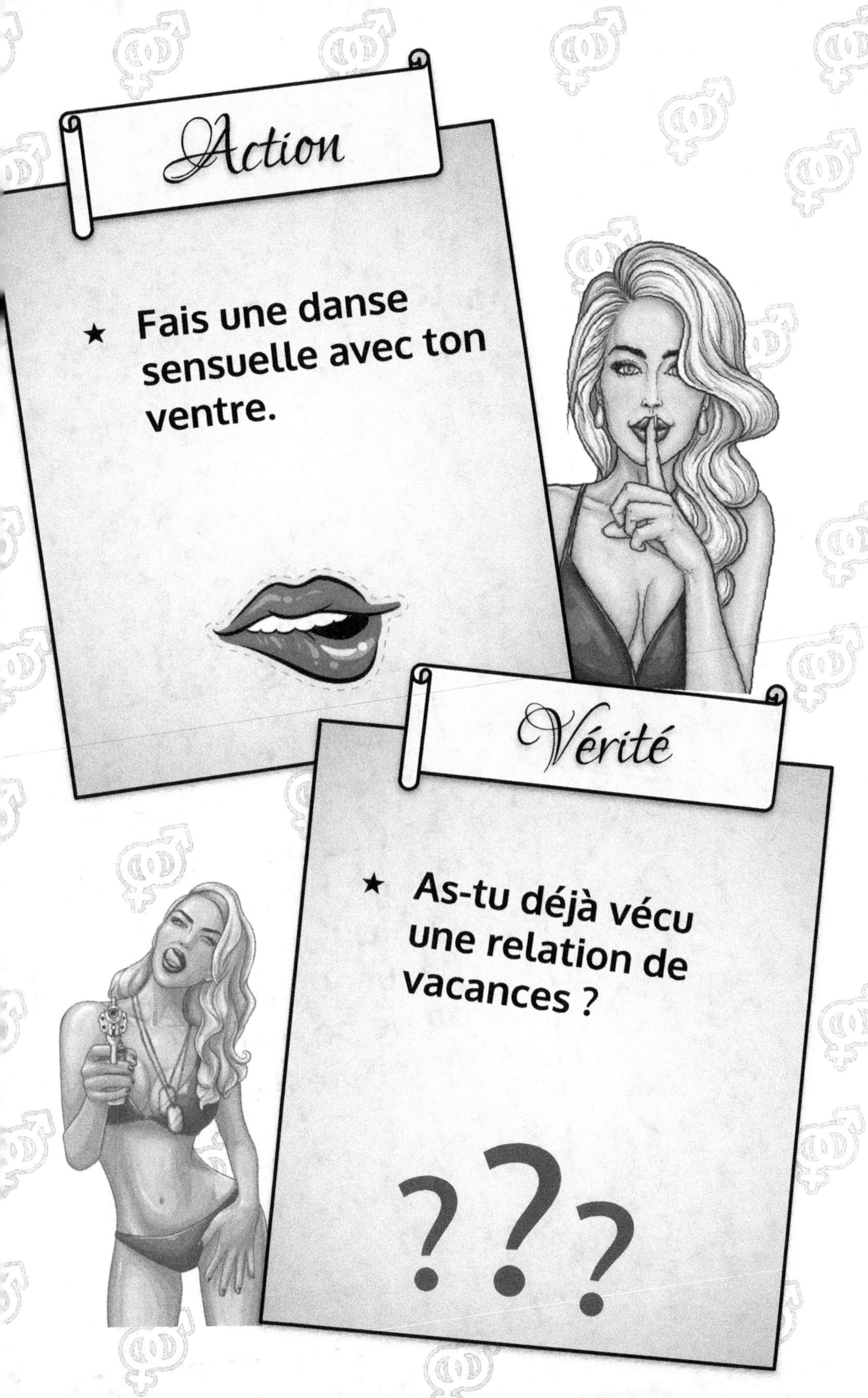
Action
★ Fais une danse sensuelle avec ton ventre.
Vérité
★ As-tu déjà vécu une relation de vacances ?

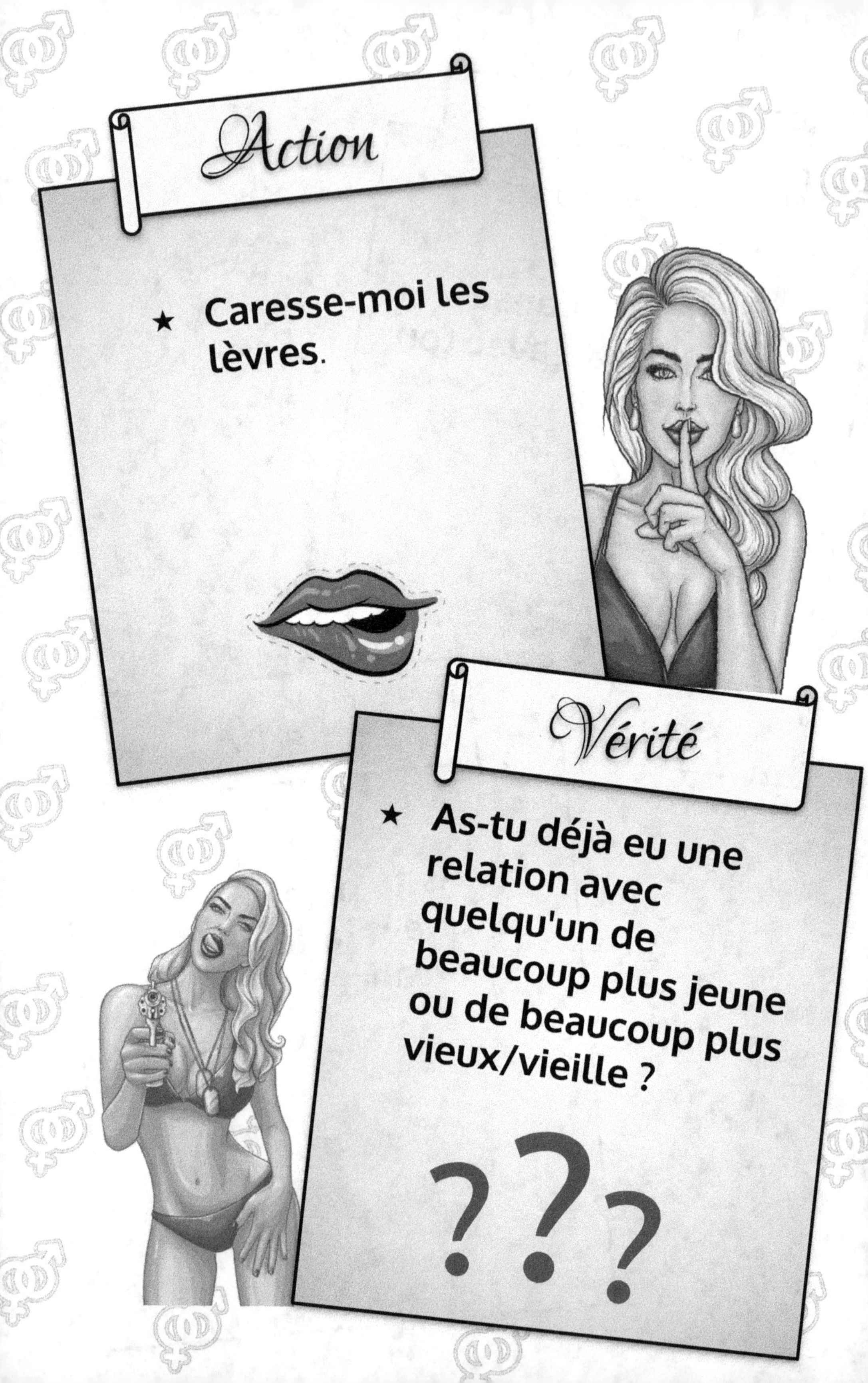
Action
★ Caresse-moi les lèvres.
Vérité
★ As-tu déjà eu une relation avec quelqu'un de beaucoup plus jeune ou de beaucoup plus vieux/vieille ?
???

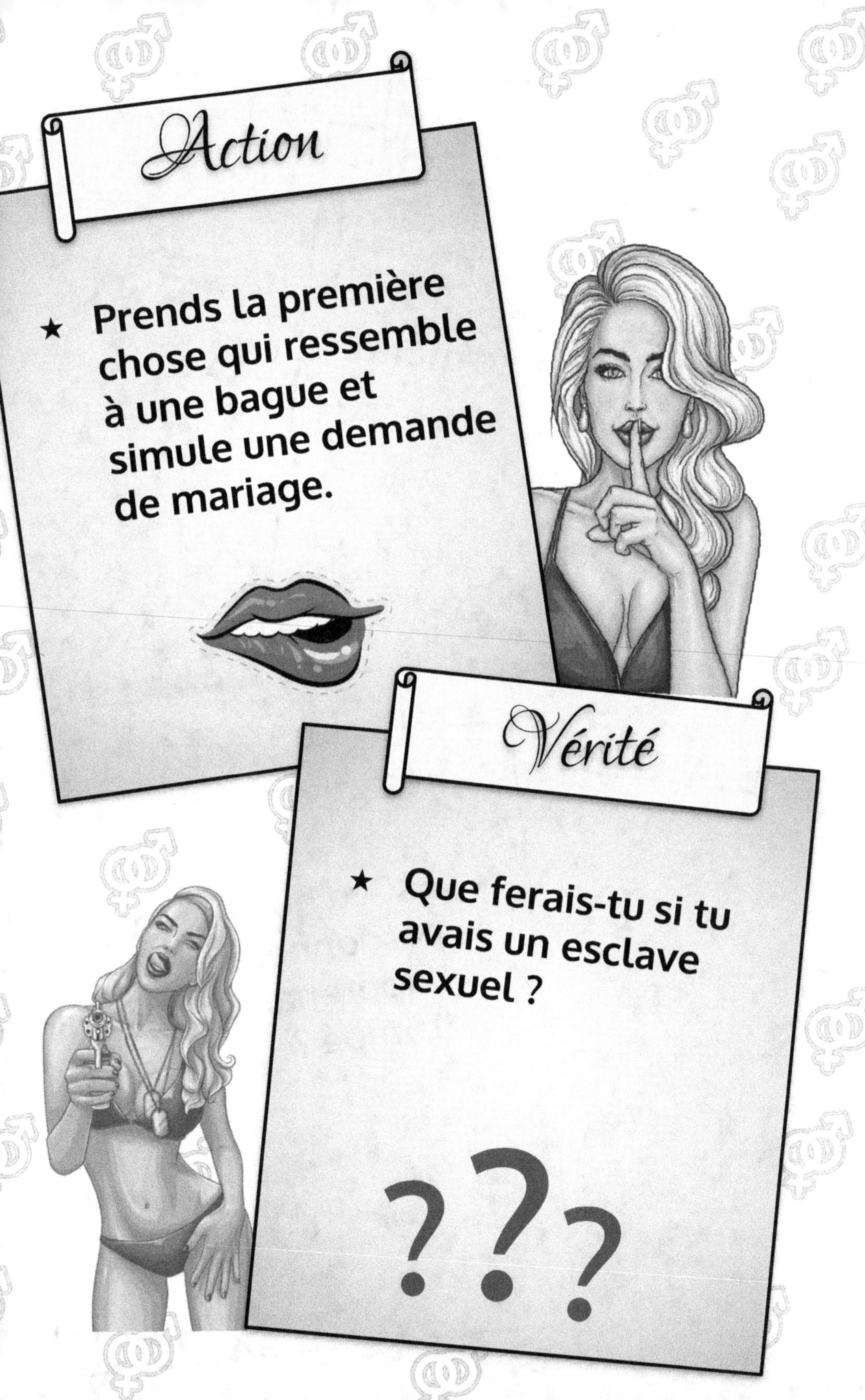
Action
Prends la première
chose qui ressemble
à une bague et
simule une demande
de mariage.

Vérité
Que ferais-tu si tu
avais un esclave
sexuel ?

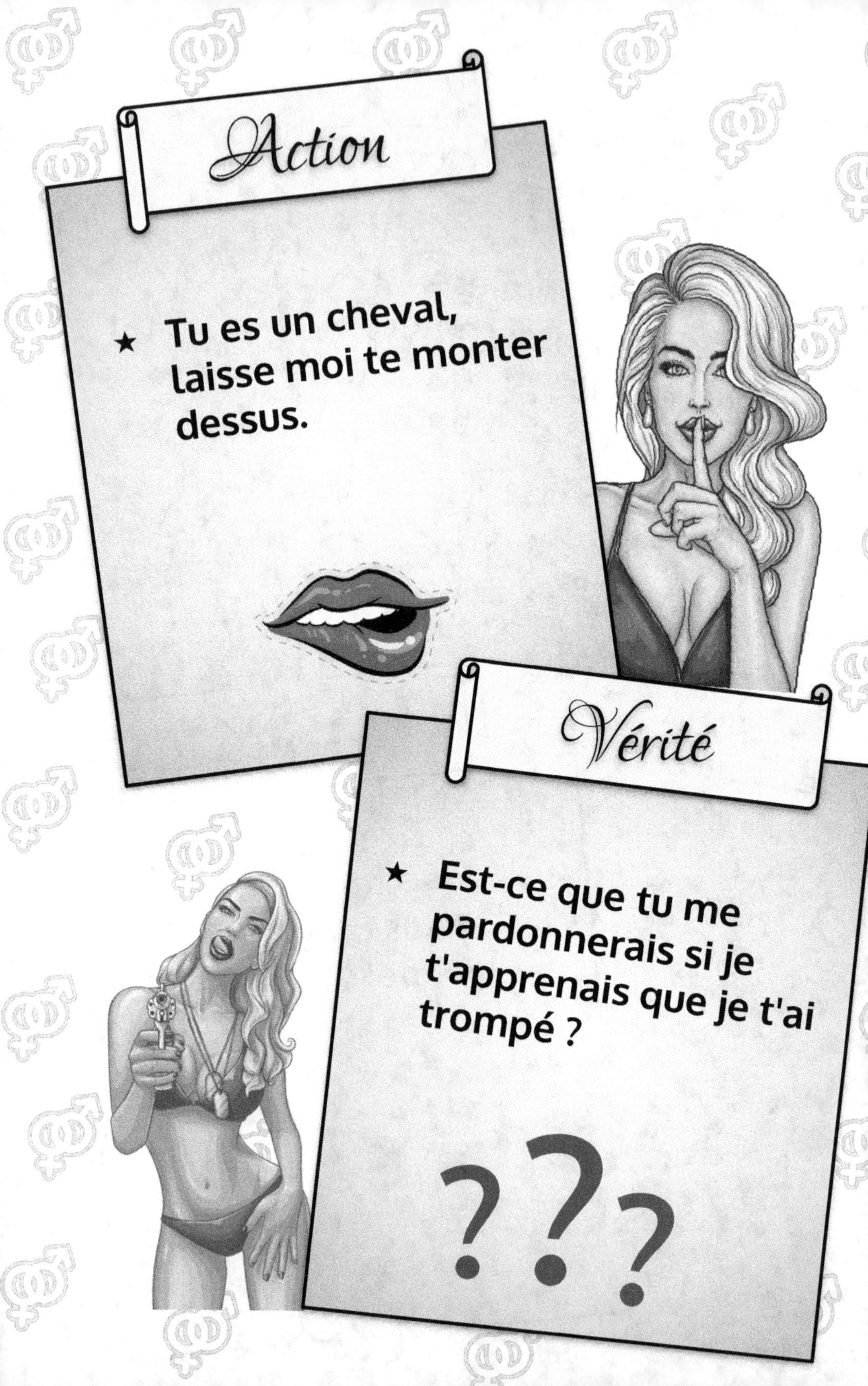

Action

★ Tu es un cheval, laisse moi te monter dessus.

Vérité

★ Est-ce que tu me pardonnerais si je t'apprenais que je t'ai trompé ?

? ? ?

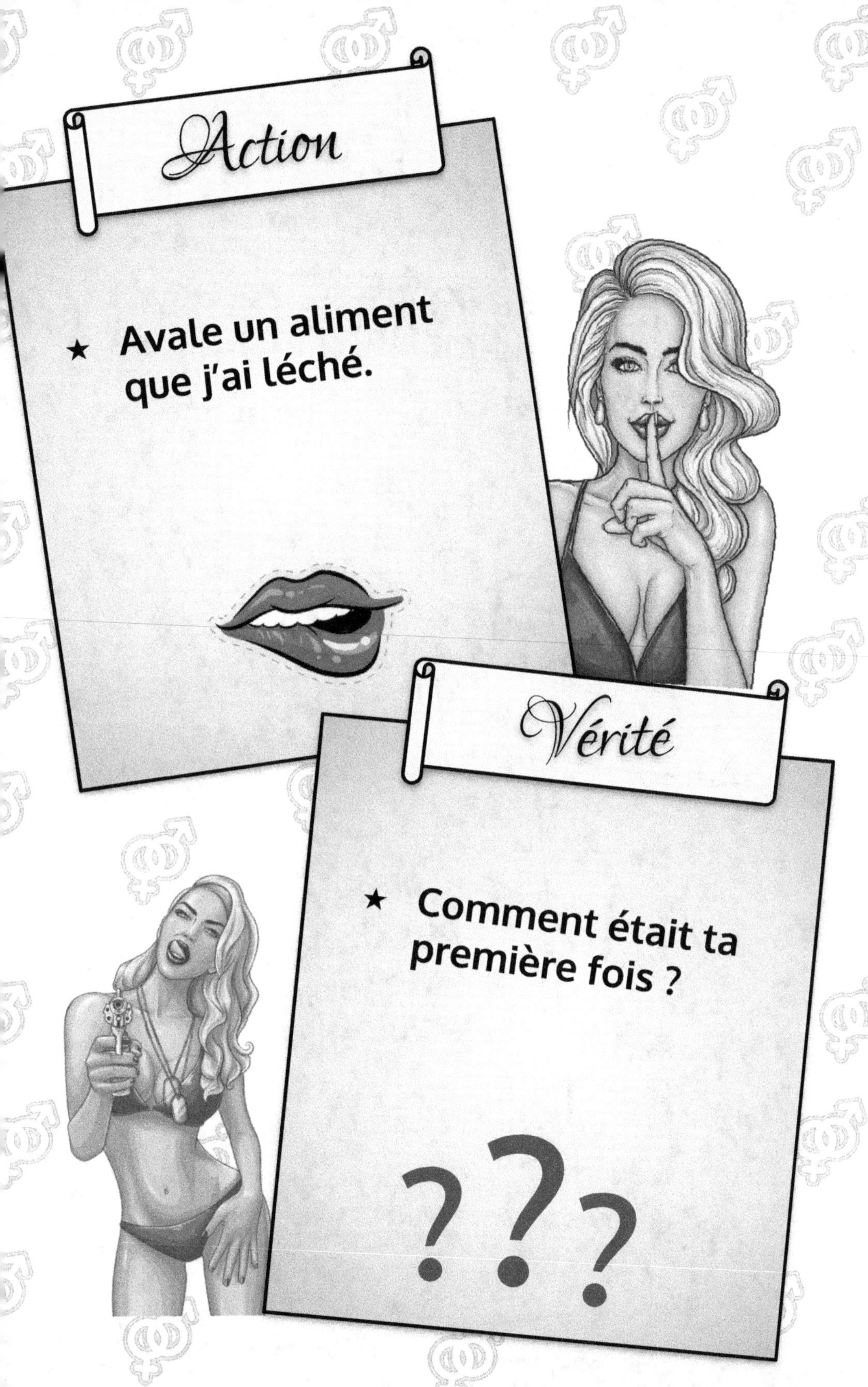
Action
Avale un aliment que j'ai léché.
Vérité
Comment était ta première fois ?

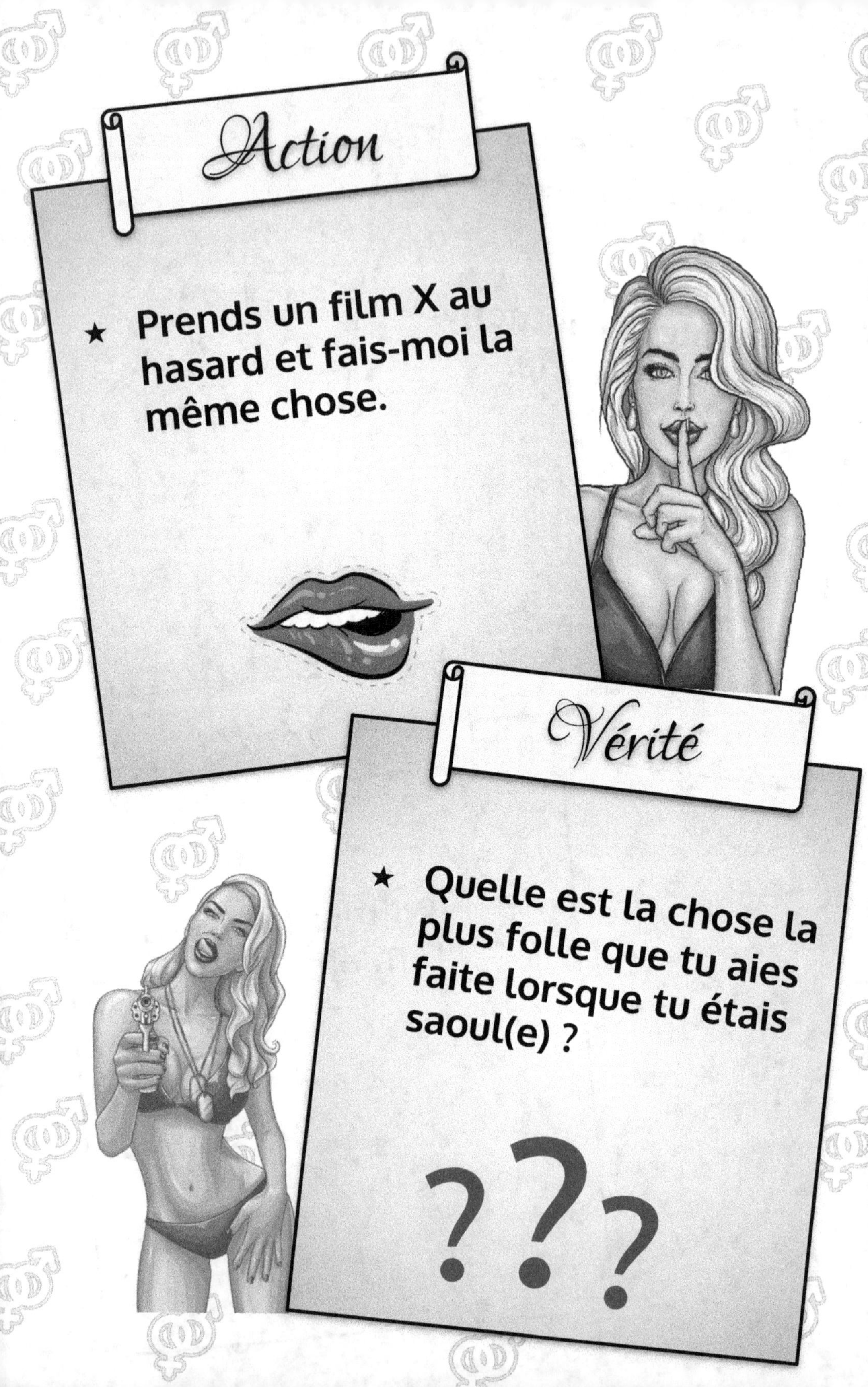
Action
Prends un film X au hasard et fais-moi la même chose.
Vérité
Quelle est la chose la plus folle que tu aies faite lorsque tu étais saoul(e) ?
???

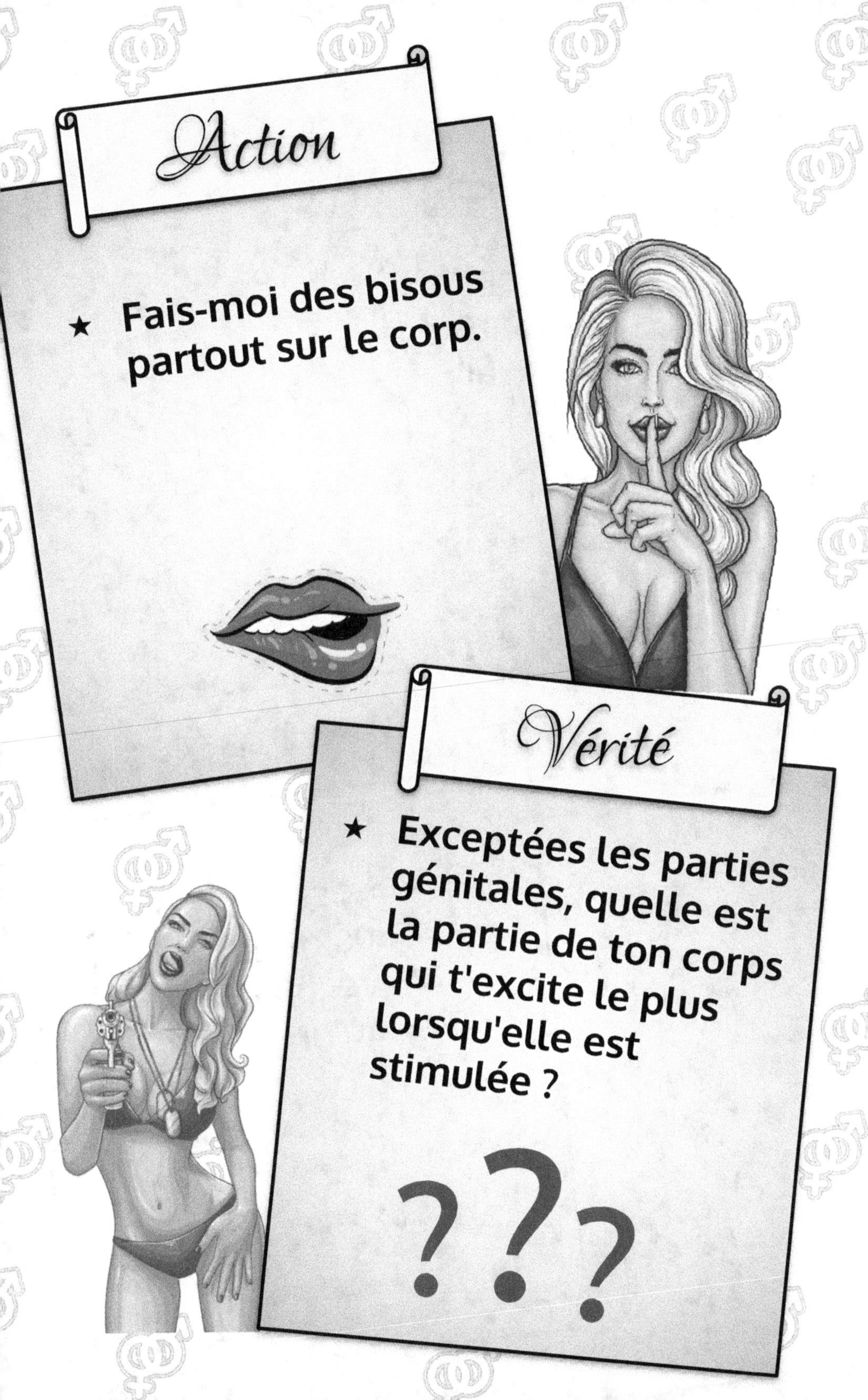

Action

★ Fais-moi des bisous partout sur le corp.

Vérité

★ Exceptées les parties génitales, quelle est la partie de ton corps qui t'excite le plus lorsqu'elle est stimulée ?

? ? ?

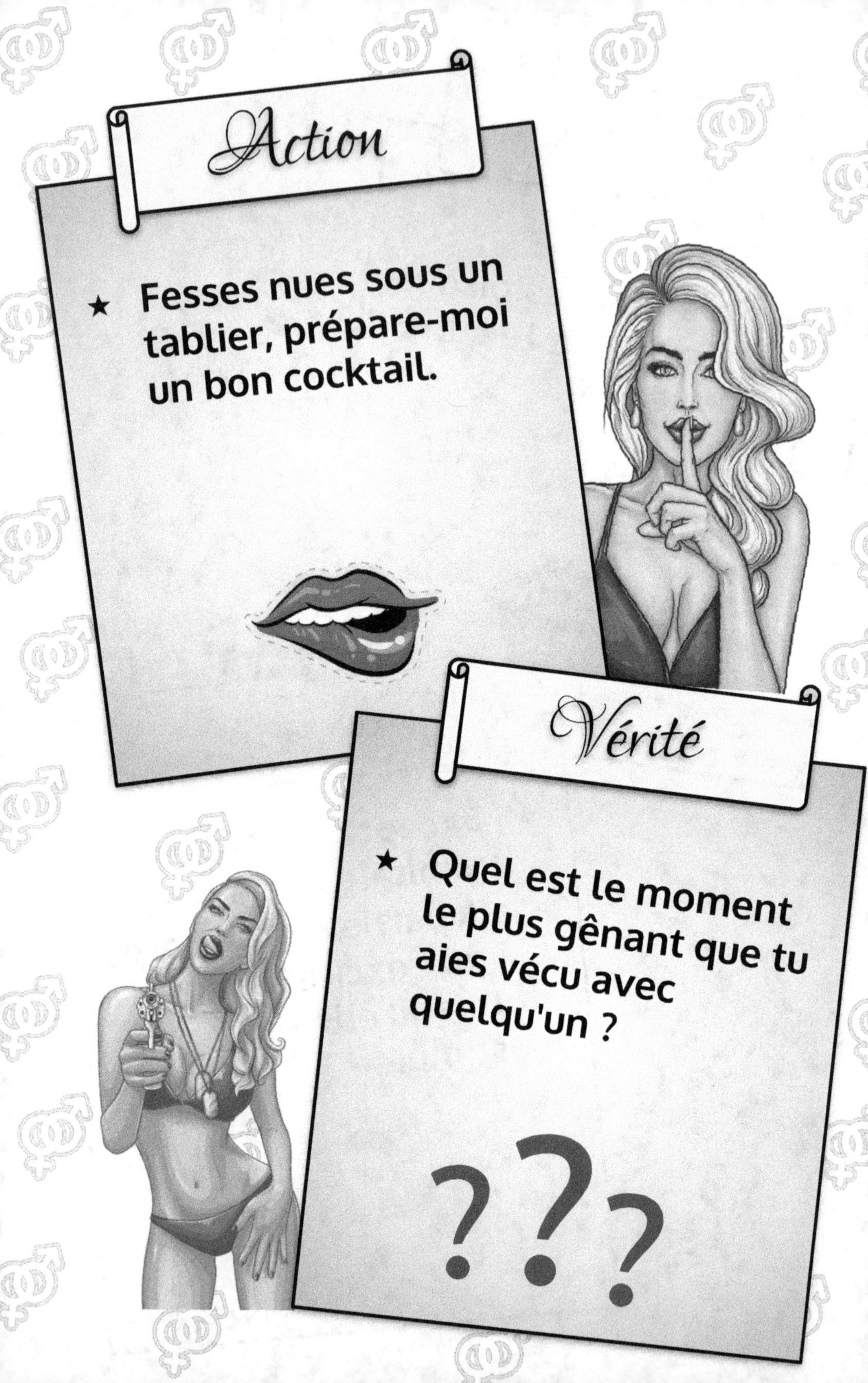
Action
★ Fesses nues sous un tablier, prépare-moi un bon cocktail.
Vérité
★ Quel est le moment le plus gênant que tu aies vécu avec quelqu'un ?

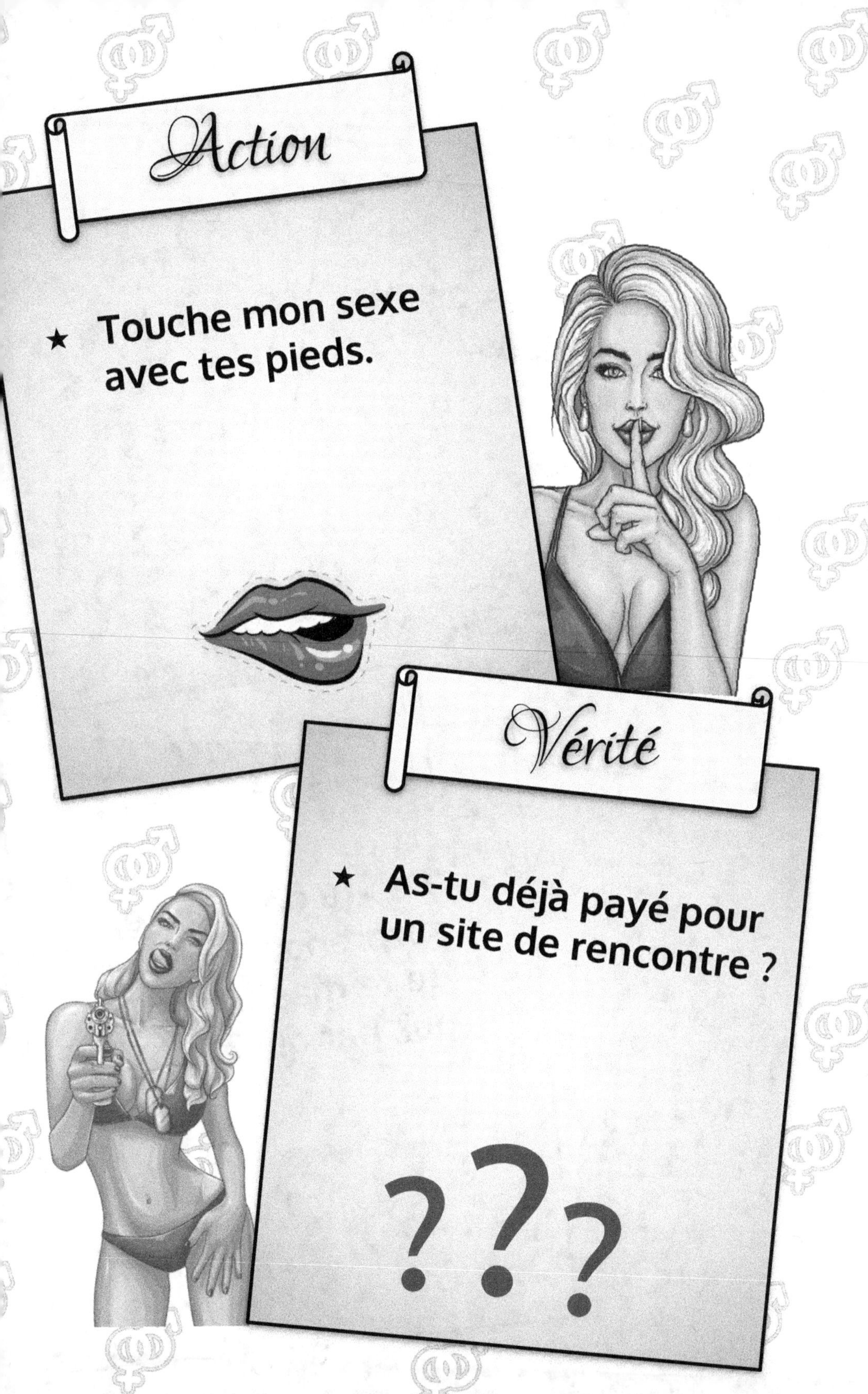

Action
★ Touche mon sexe avec tes pieds.
Vérité
★ As-tu déjà payé pour un site de rencontre ?

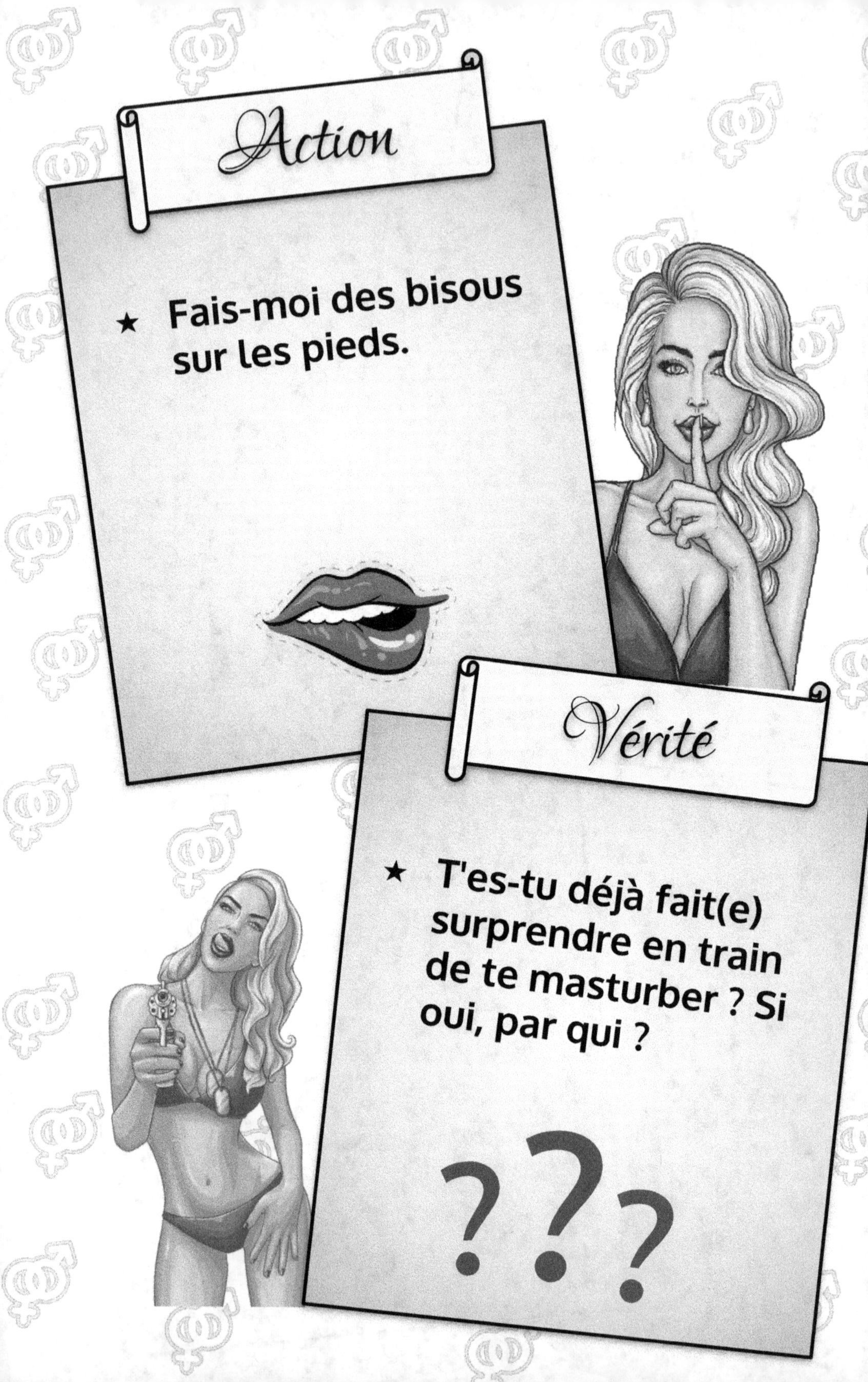

Action
★ Fais-moi des bisous sur les pieds.

Vérité
★ T'es-tu déjà fait(e) surprendre en train de te masturber ? Si oui, par qui ?

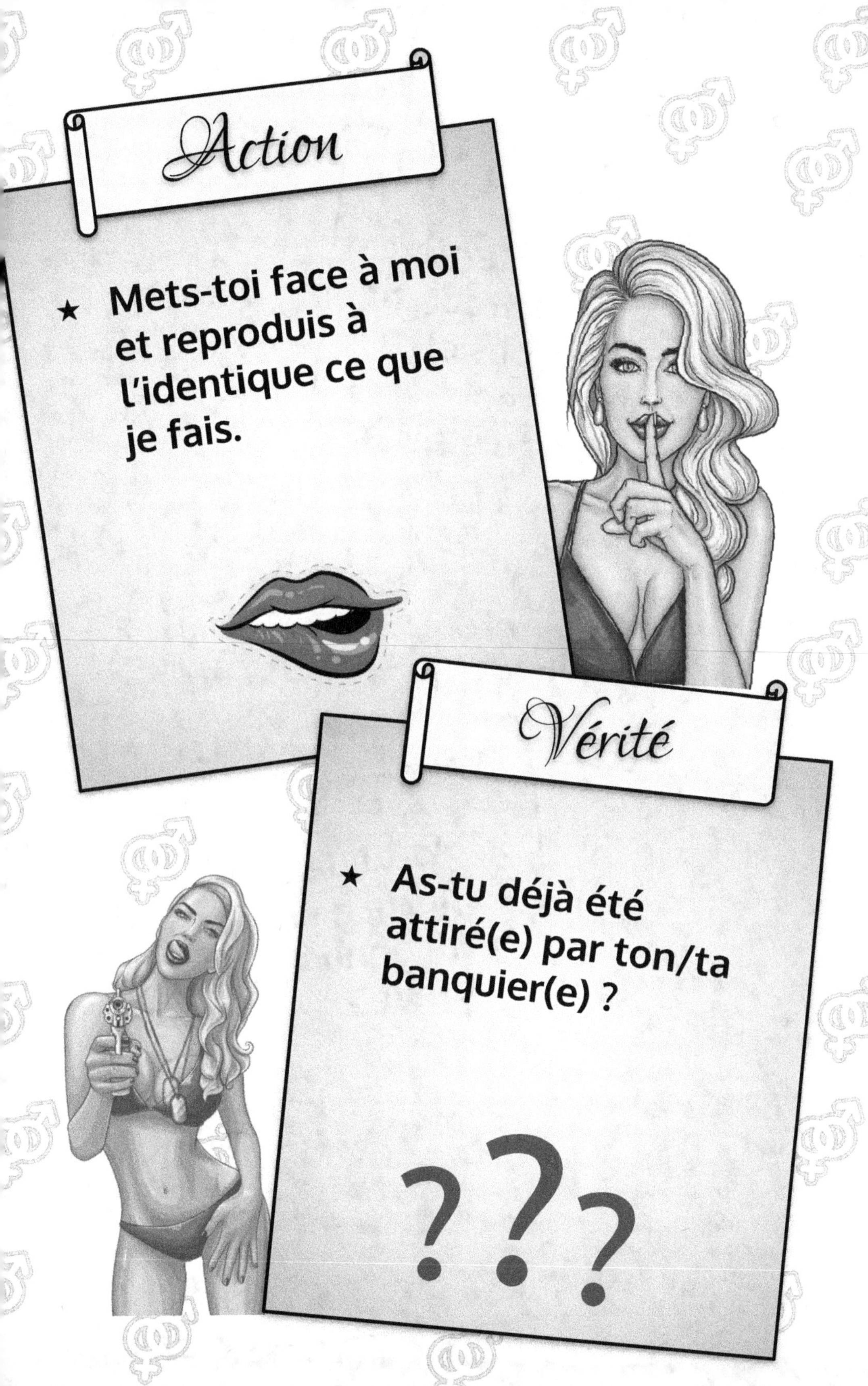
Action

★ Mets-toi face à moi
et reproduis à
l'identique ce que
je fais.

Vérité

★ As-tu déjà été
attiré(e) par ton/ta
banquier(e) ?

? ? ?

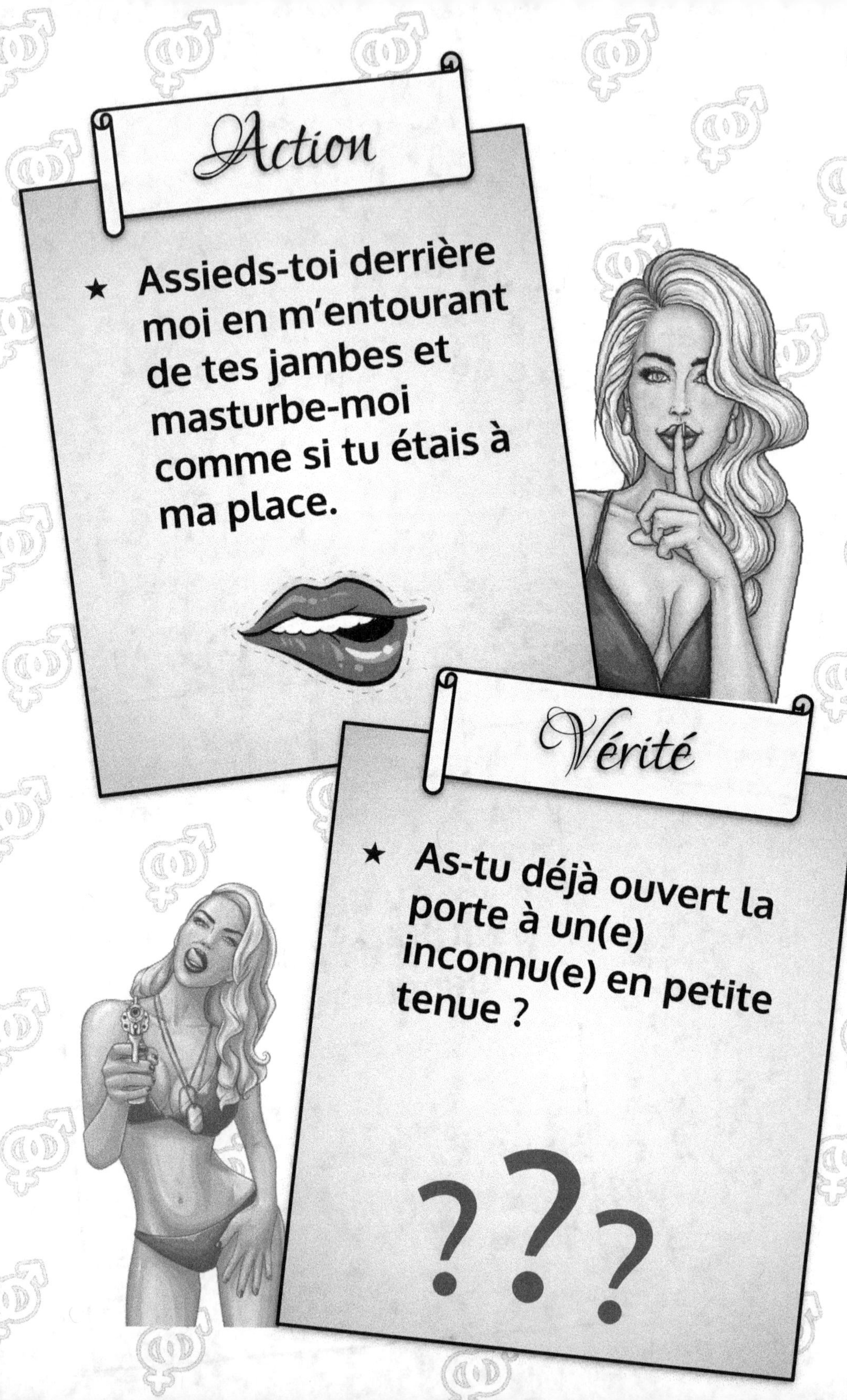

Action

★ Assieds-toi derrière moi en m'entourant de tes jambes et masturbe-moi comme si tu étais à ma place.

Vérité

★ As-tu déjà ouvert la porte à un(e) inconnu(e) en petite tenue ?

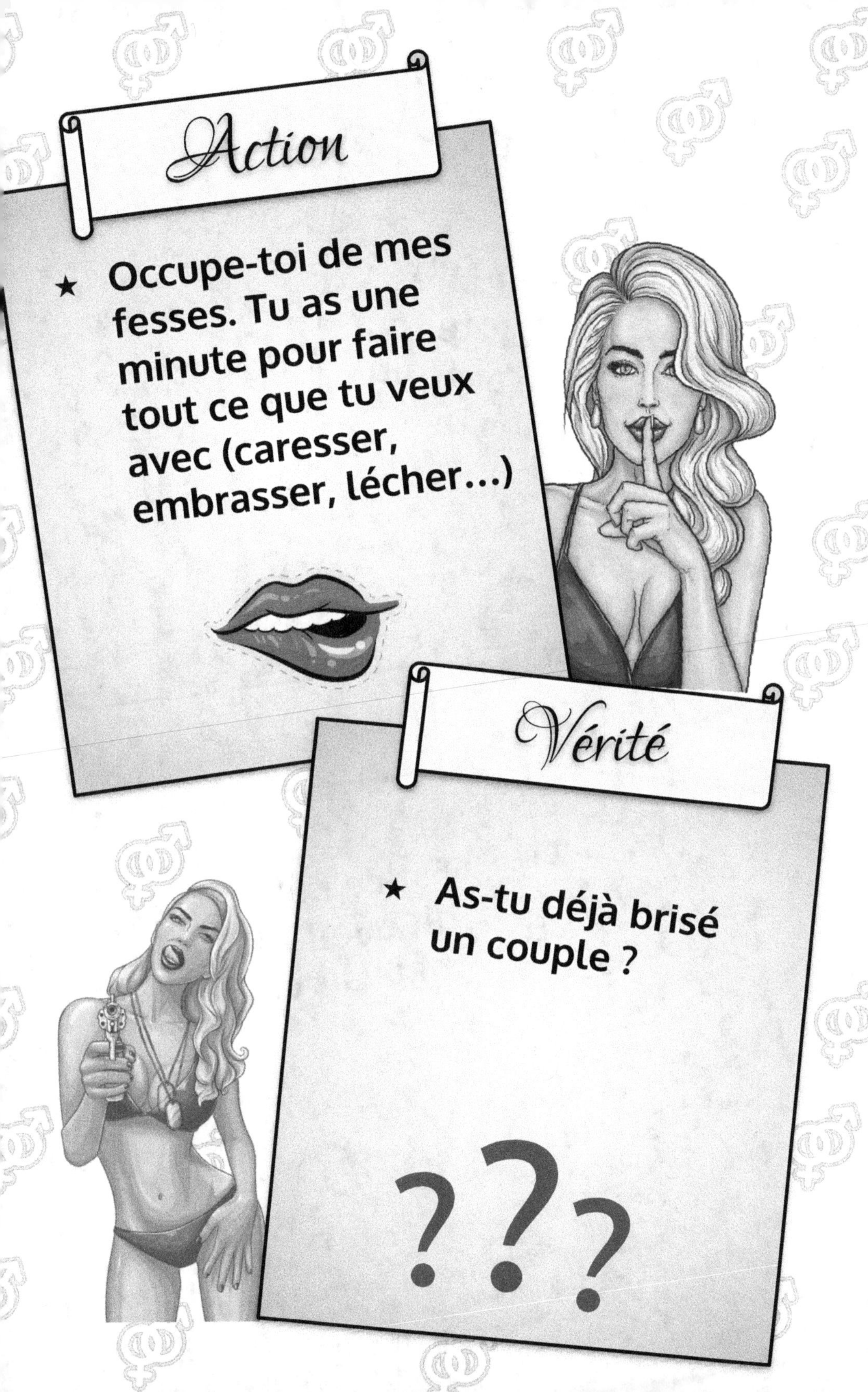
Action
Occupe-toi de mes fesses. Tu as une minute pour faire tout ce que tu veux avec (caresser, embrasser, lécher…)
Vérité
As-tu déjà brisé un couple ?

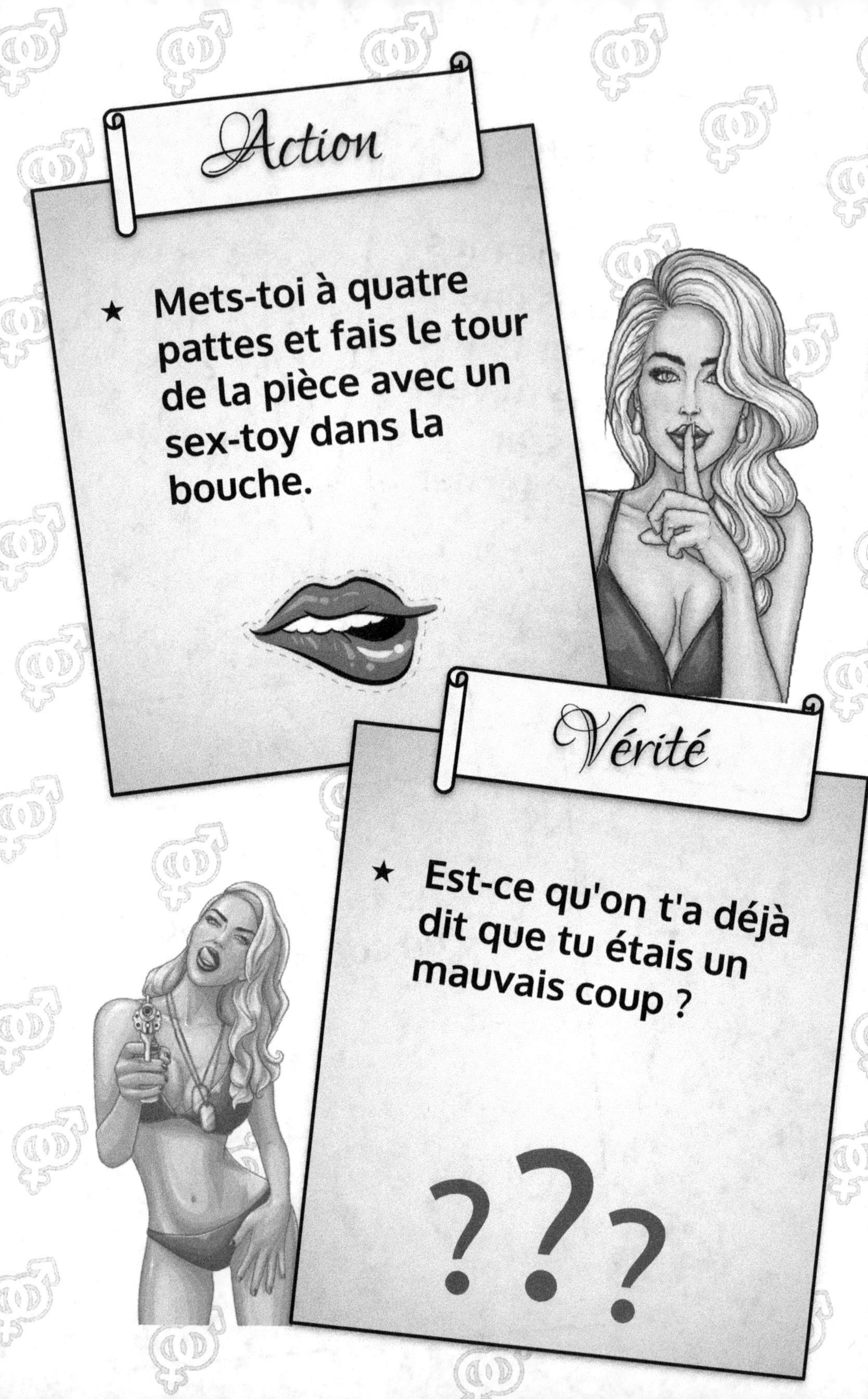
Action
Mets-toi à quatre pattes et fais le tour de la pièce avec un sex-toy dans la bouche.
Vérité
Est-ce qu'on t'a déjà dit que tu étais un mauvais coup ?

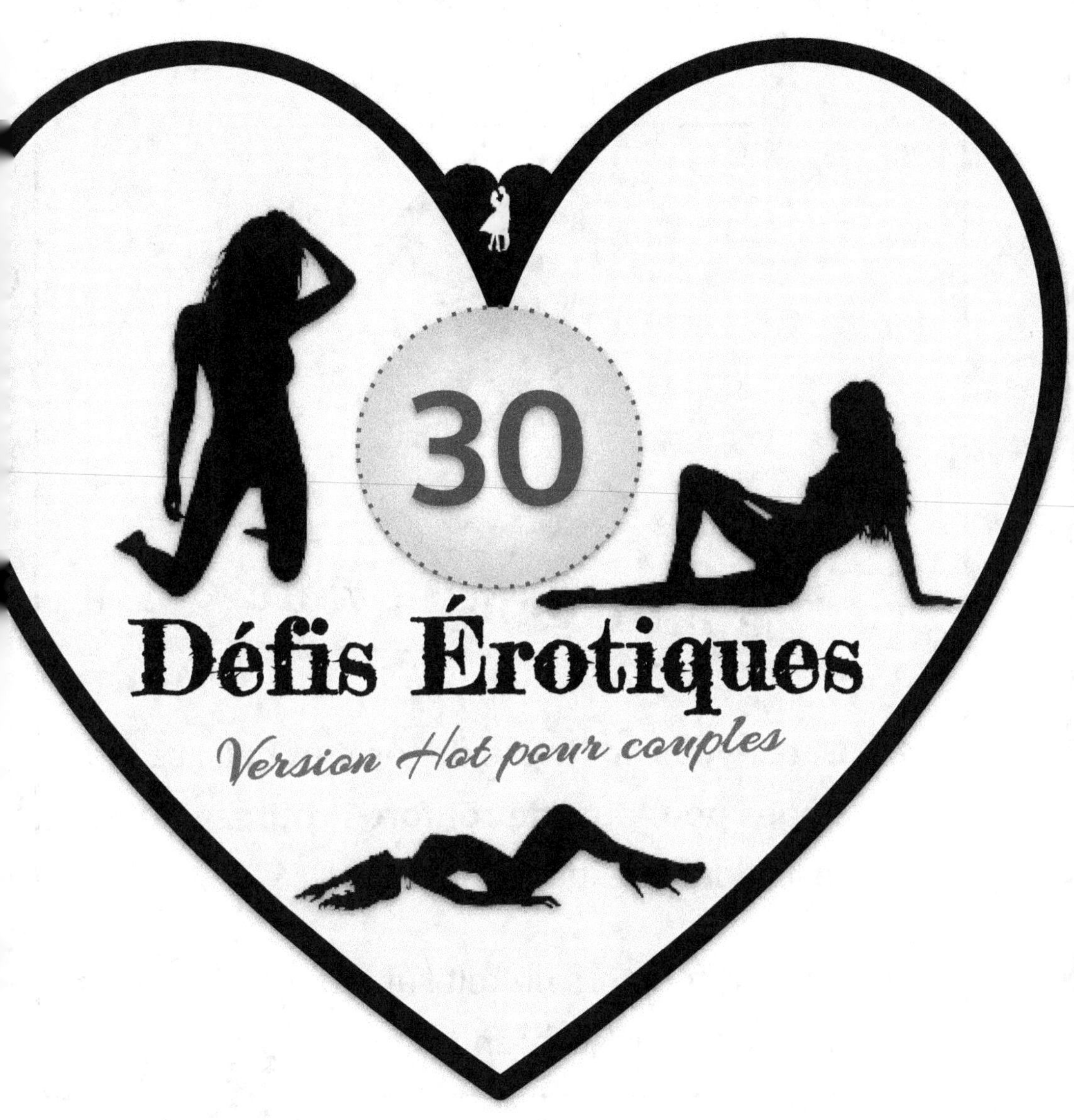

30
Défis Érotiques
Version Hot pour couples

Défi Numéro 1

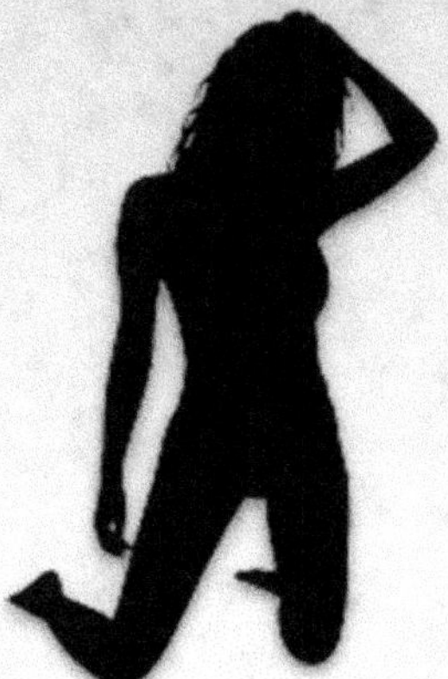

Le faire dans la voiture

★ Garez-vous en lisière de forêt et baissez les sièges pour plus de confort. Profitez-en pour tester des positions inédites.

★ Garder toujours un œil sur l'extérieur, car on pourrait vous surprendre

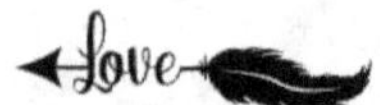

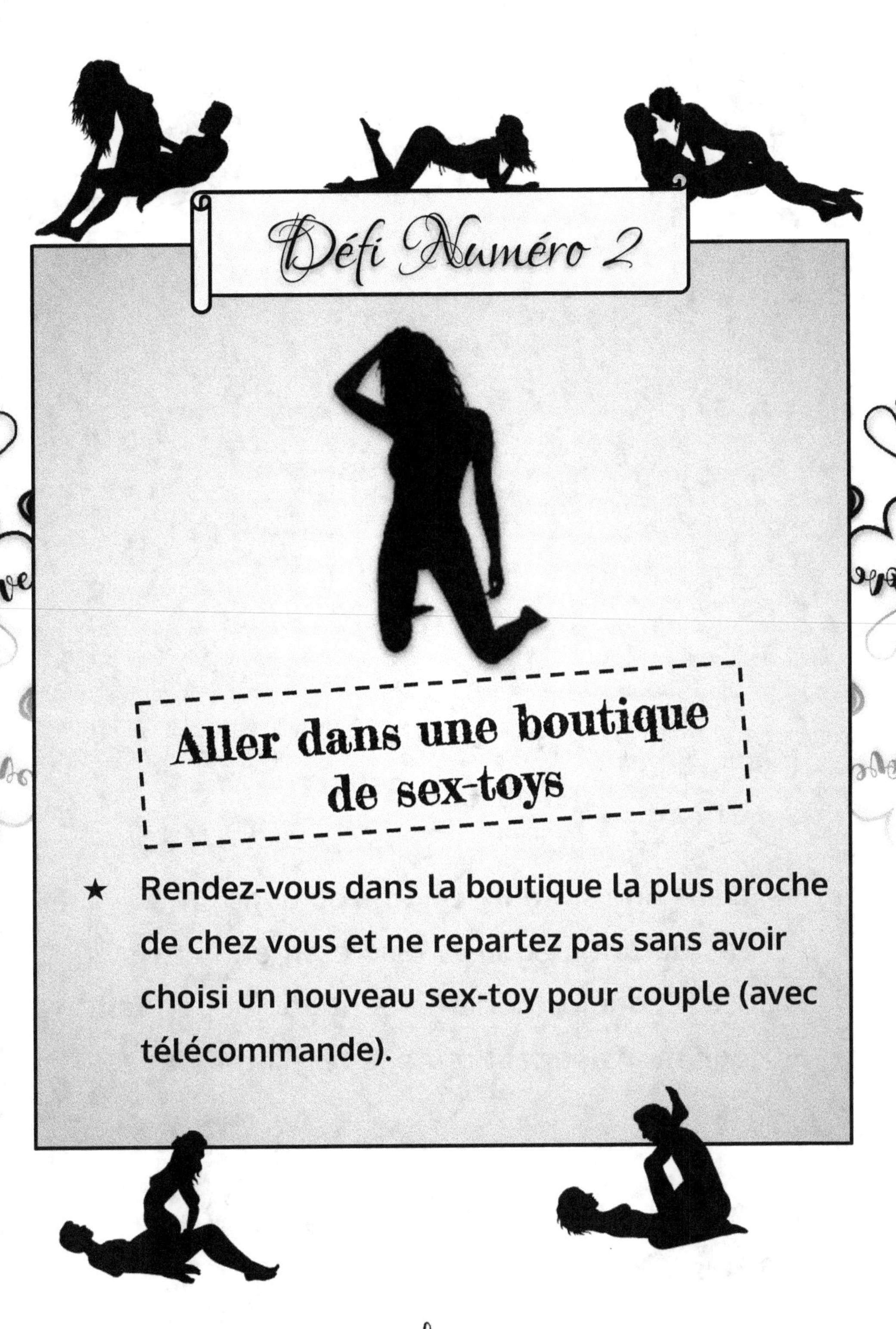

Aller dans une boutique de sex-toys

★ Rendez-vous dans la boutique la plus proche de chez vous et ne repartez pas sans avoir choisi un nouveau sex-toy pour couple (avec télécommande).

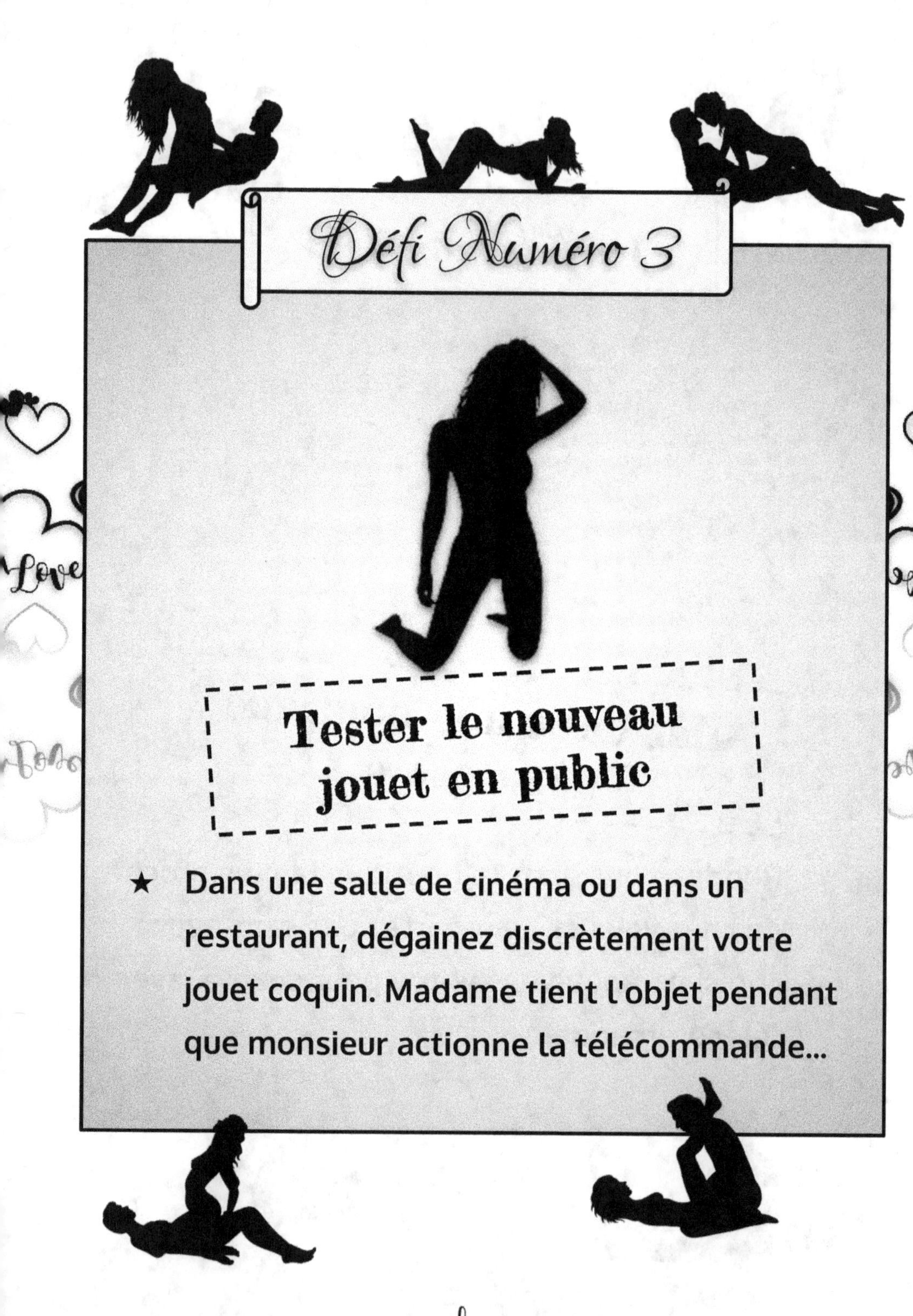
Défi Numéro 3

Tester le nouveau
jouet en public

★ Dans une salle de cinéma ou dans un
restaurant, dégainez discrètement votre
jouet coquin. Madame tient l'objet pendant
que monsieur actionne la télécommande...

Love

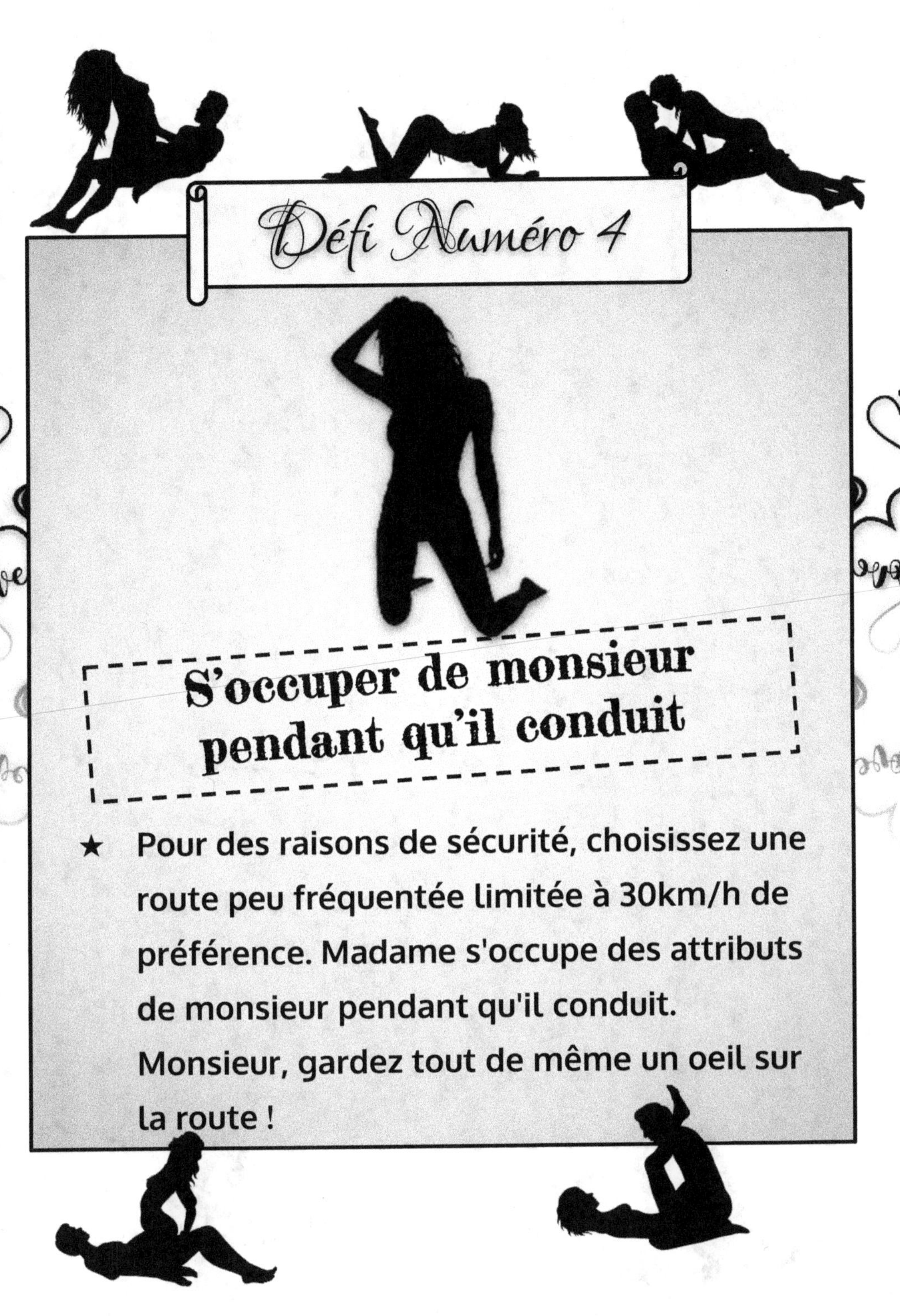

S'occuper de monsieur pendant qu'il conduit

★ Pour des raisons de sécurité, choisissez une route peu fréquentée limitée à 30km/h de préférence. Madame s'occupe des attributs de monsieur pendant qu'il conduit.

Monsieur, gardez tout de même un oeil sur la route !

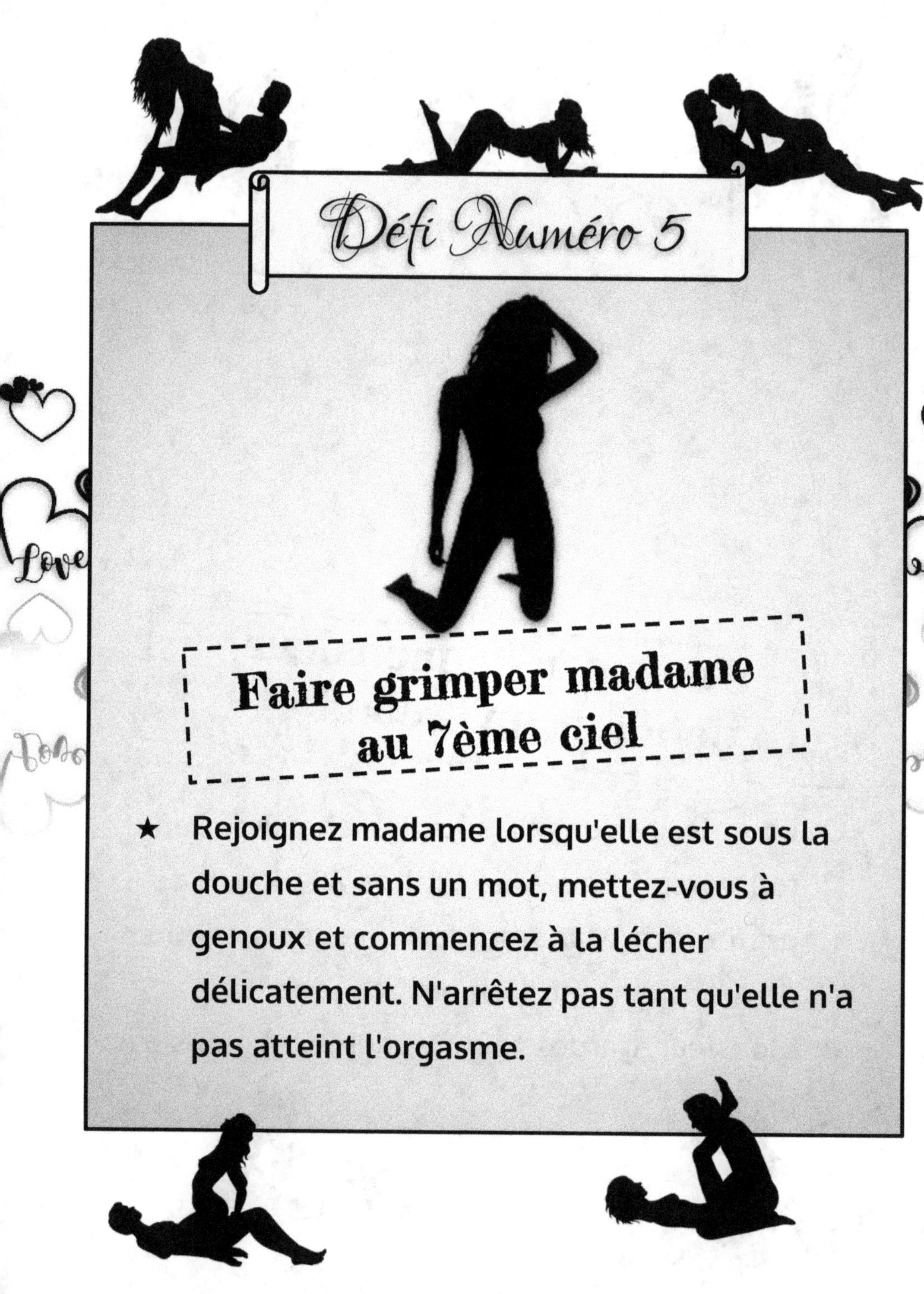

Défi Numéro 5

Faire grimper madame
au 7ème ciel

★ Rejoignez madame lorsqu'elle est sous la
douche et sans un mot, mettez-vous à
genoux et commencez à la lécher
délicatement. N'arrêtez pas tant qu'elle n'a
pas atteint l'orgasme.

Love

Défi Numéro 6

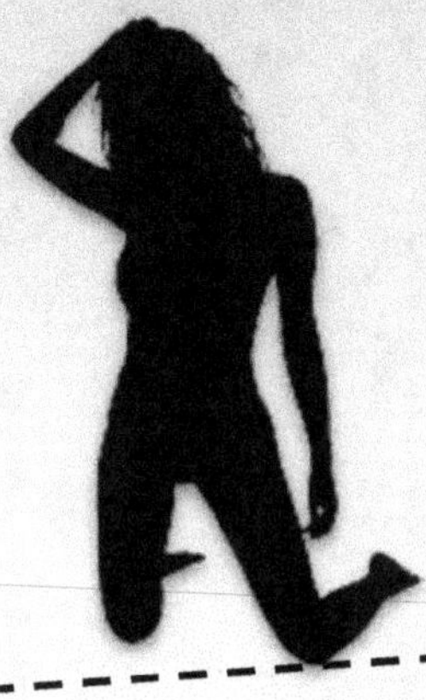

Lire un roman érotique

★ Commandez un roman érotique si vous n'en avez pas déjà dans votre bibliothèque. Lisez un passage soigneusement choisi et commencez à lire à haute voix sur le ton de la sensualité. Et si vous le sentez, pourquoi ne pas commencer à vous caresser ?

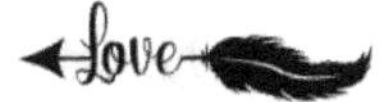

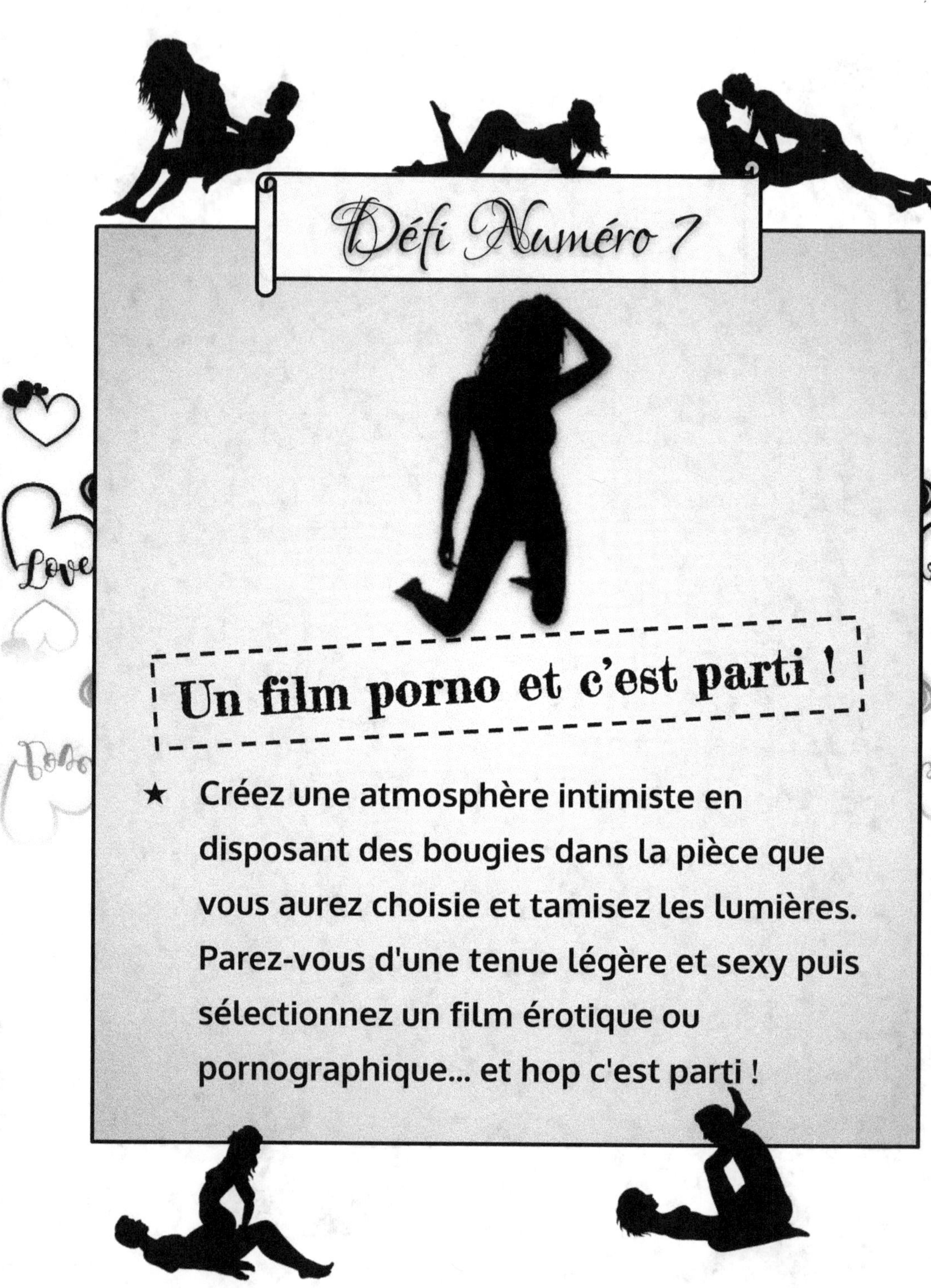

Défi Numéro 7

Un film porno et c'est parti !

★ Créez une atmosphère intimiste en disposant des bougies dans la pièce que vous aurez choisie et tamisez les lumières. Parez-vous d'une tenue légère et sexy puis sélectionnez un film érotique ou pornographique... et hop c'est parti !

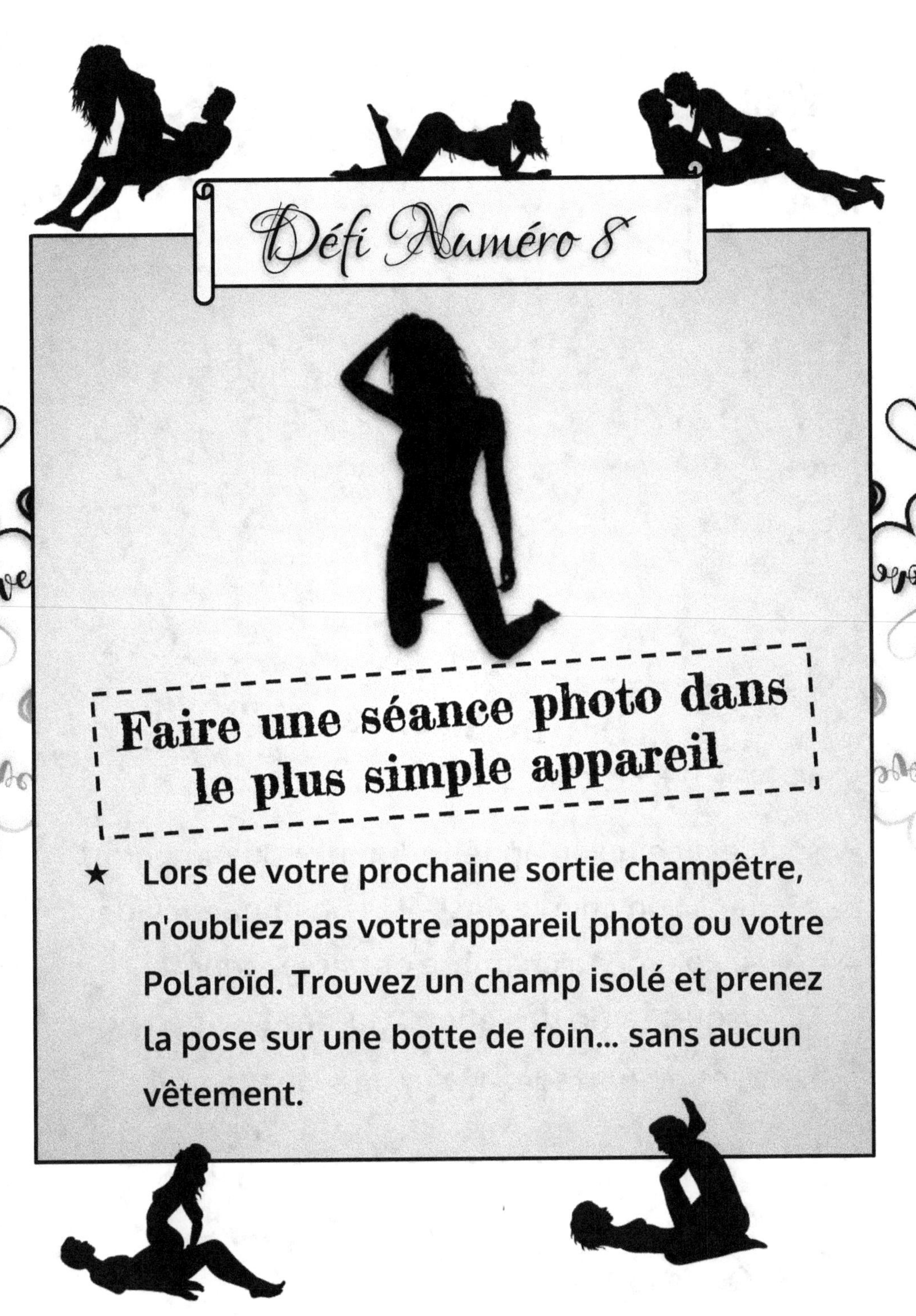

Défi Numéro 8

Faire une séance photo dans le plus simple appareil

★ Lors de votre prochaine sortie champêtre, n'oubliez pas votre appareil photo ou votre Polaroïd. Trouvez un champ isolé et prenez la pose sur une botte de foin... sans aucun vêtement.

Love

Défi Numéro 9

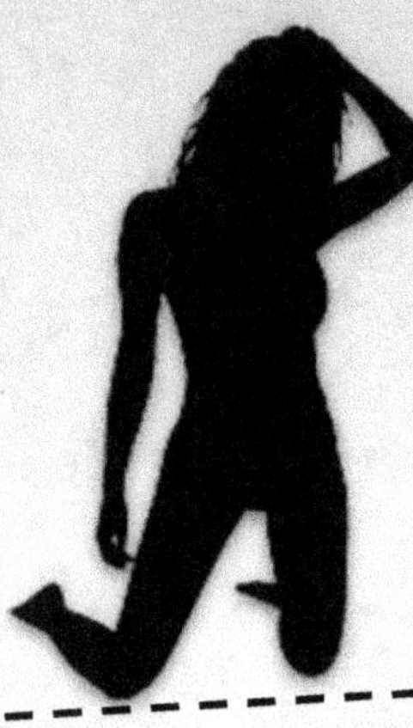

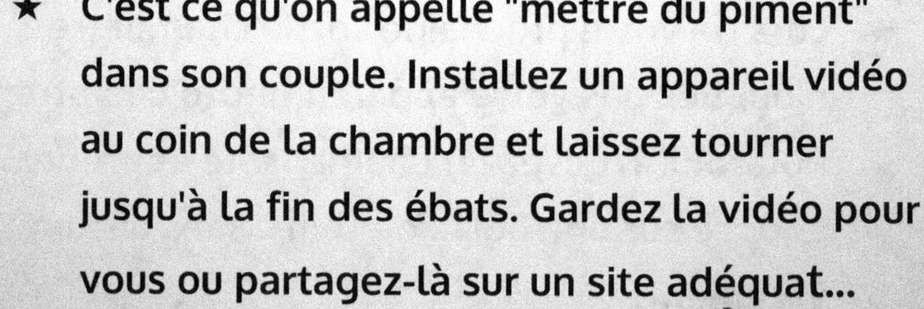

Le faire devant la caméra

- ★ C'est ce qu'on appelle "mettre du piment" dans son couple. Installez un appareil vidéo au coin de la chambre et laissez tourner jusqu'à la fin des ébats. Gardez la vidéo pour vous ou partagez-là sur un site adéquat...

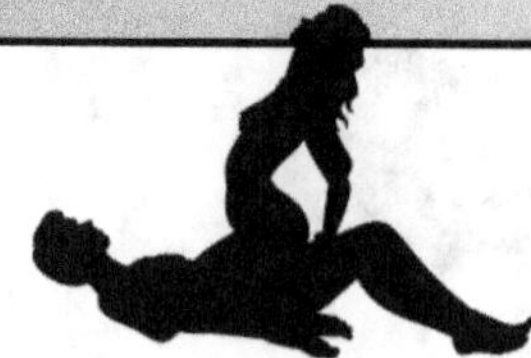

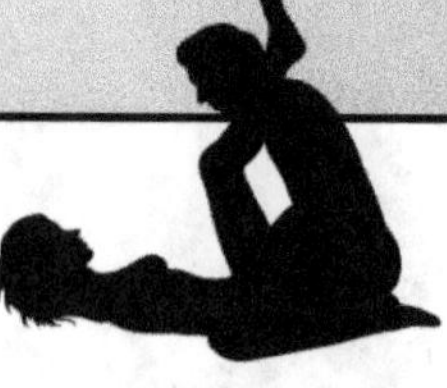

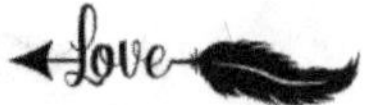

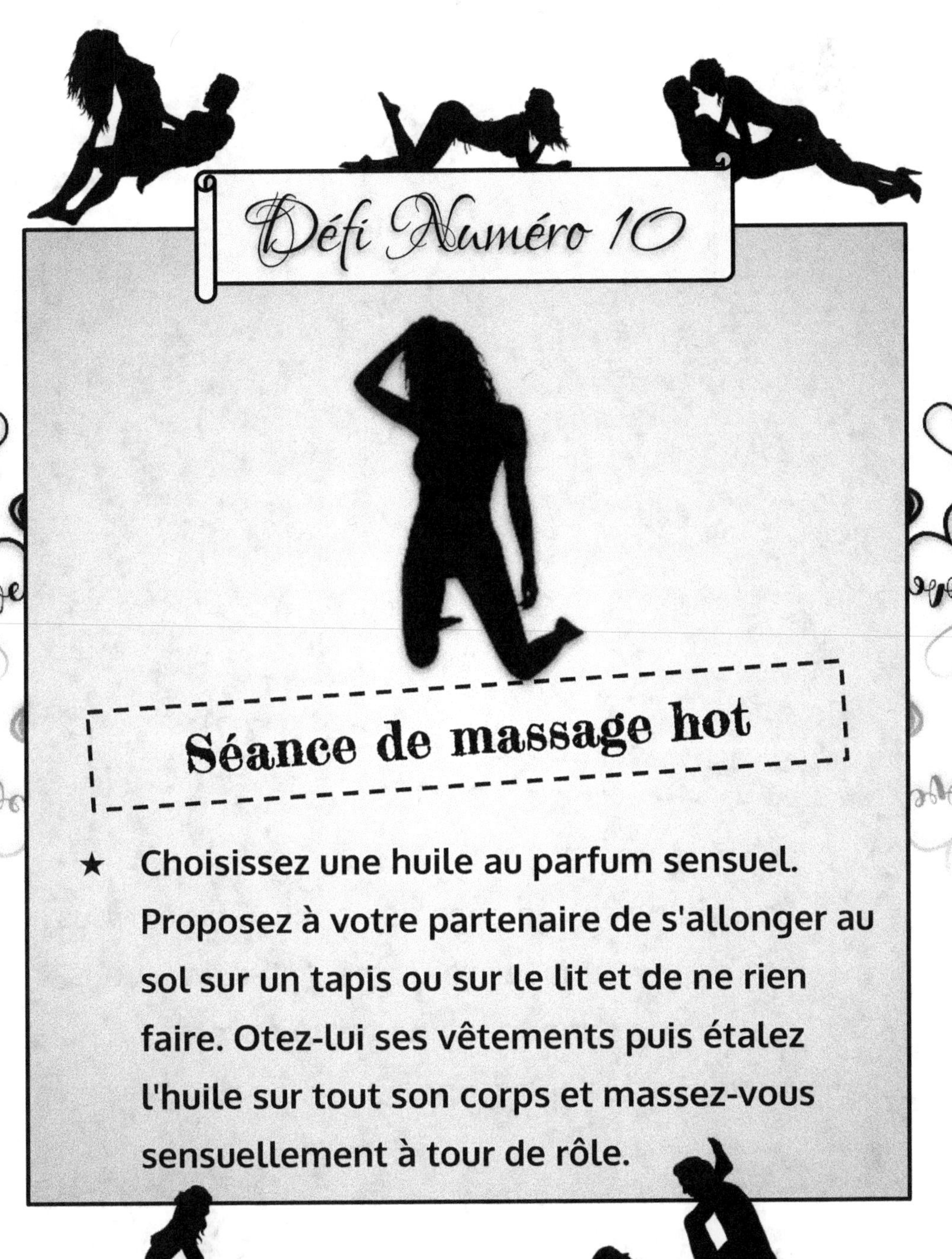

Défi Numéro 10

Séance de massage hot

★ Choisissez une huile au parfum sensuel.
Proposez à votre partenaire de s'allonger au
sol sur un tapis ou sur le lit et de ne rien
faire. Otez-lui ses vêtements puis étalez
l'huile sur tout son corps et massez-vous
sensuellement à tour de rôle.

Love

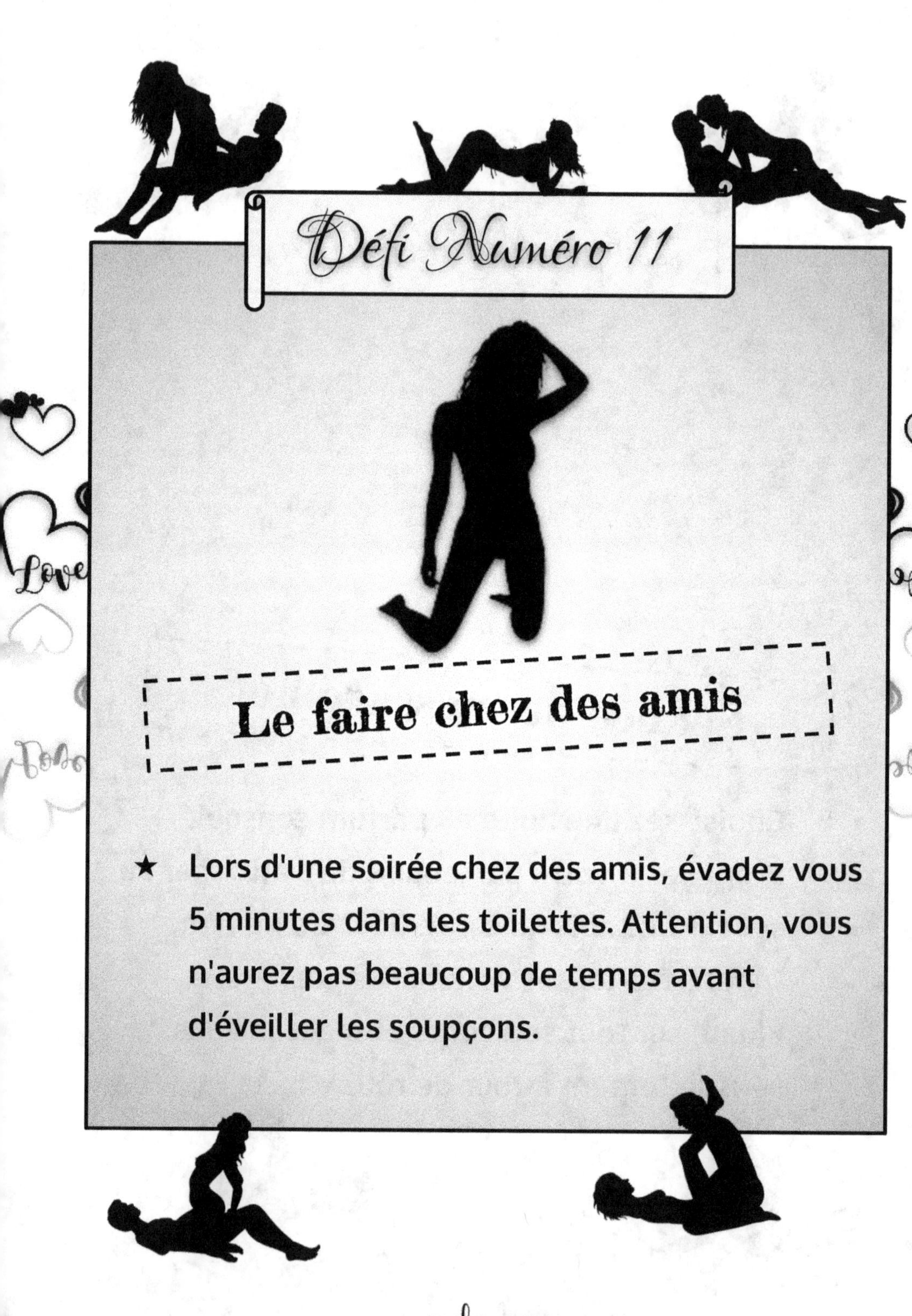

Le faire chez des amis

★ Lors d'une soirée chez des amis, évadez vous 5 minutes dans les toilettes. Attention, vous n'aurez pas beaucoup de temps avant d'éveiller les soupçons.

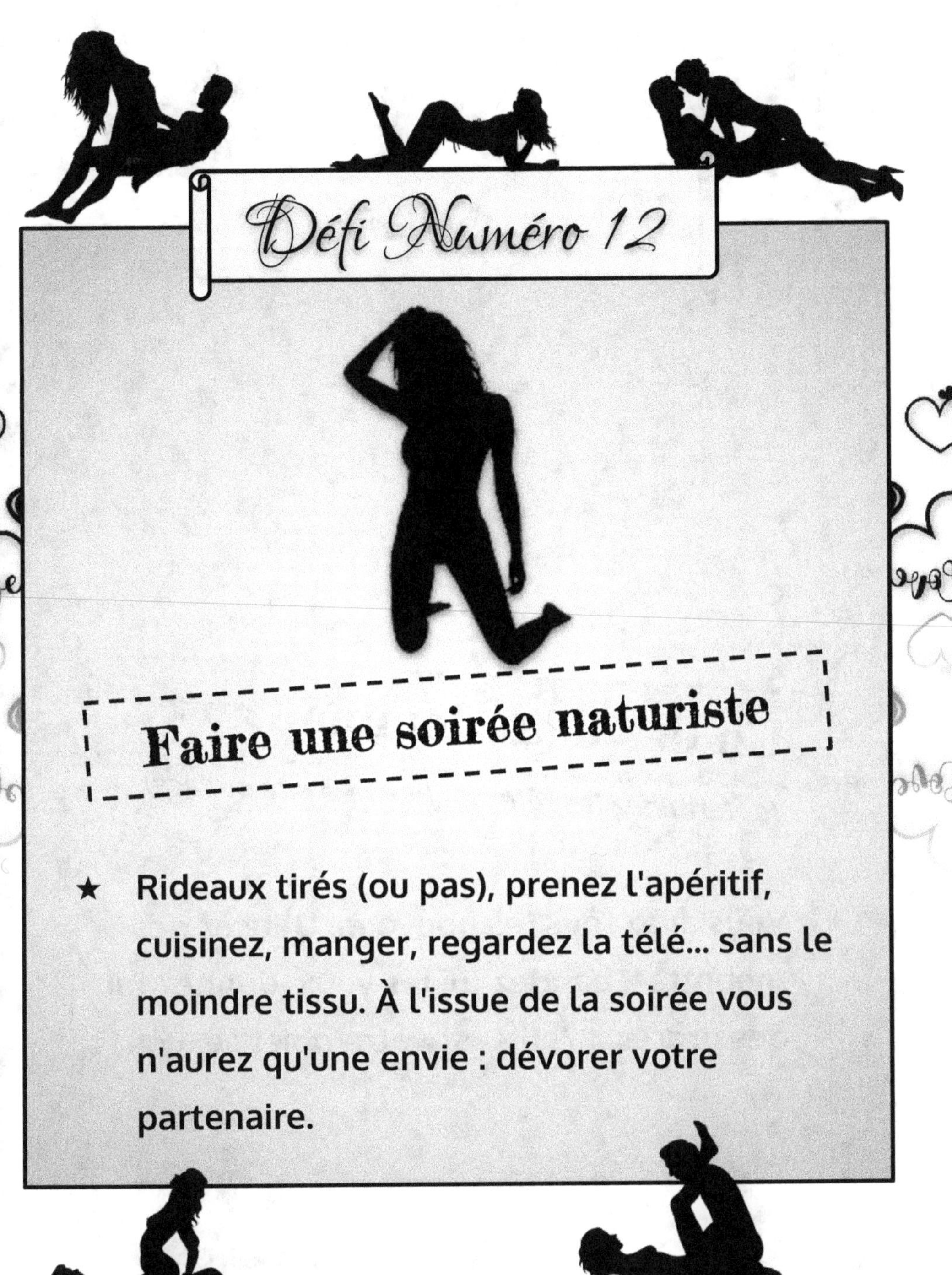

★ Rideaux tirés (ou pas), prenez l'apéritif, cuisinez, manger, regardez la télé... sans le moindre tissu. À l'issue de la soirée vous n'aurez qu'une envie : dévorer votre partenaire.

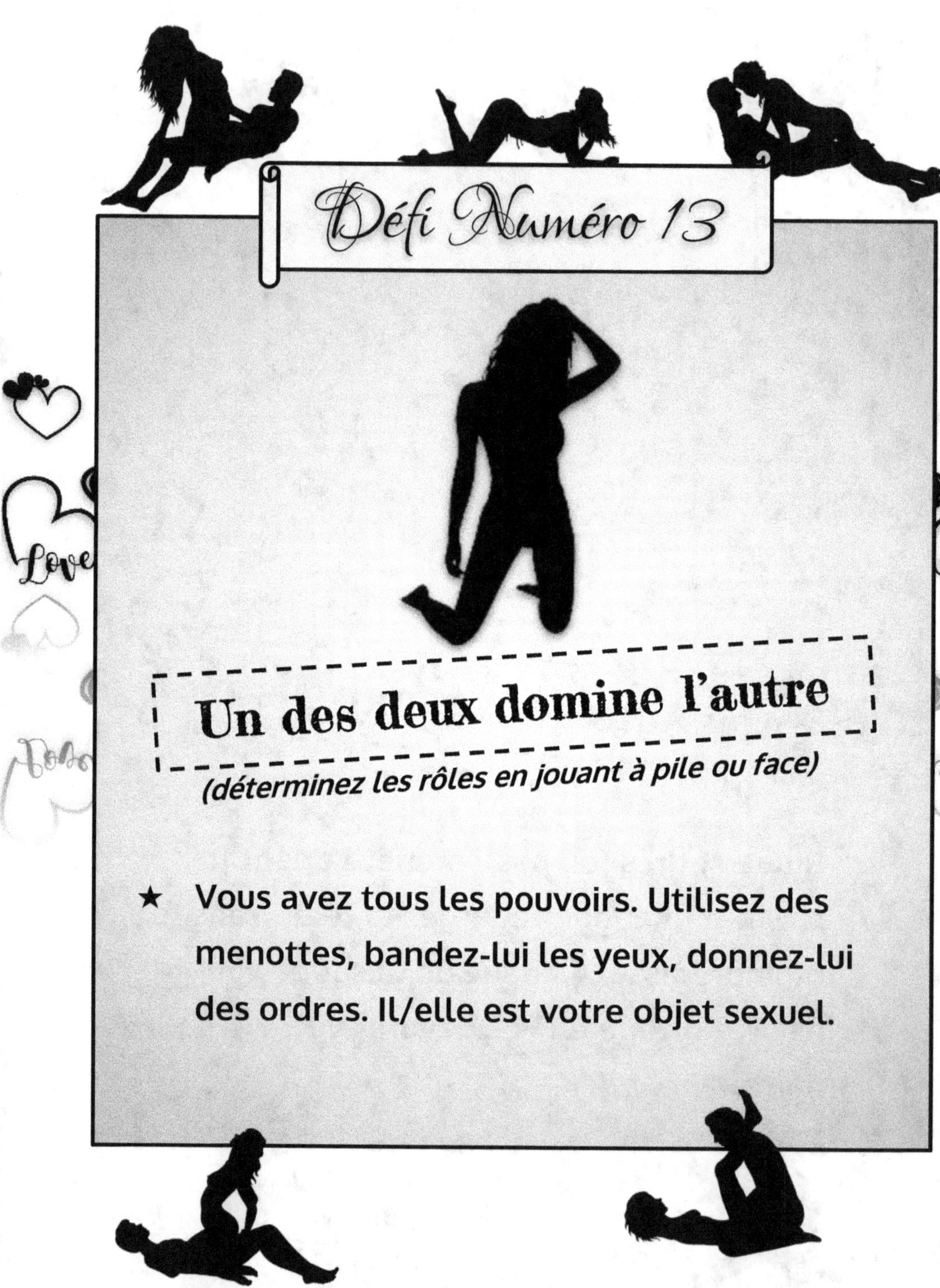

Défi Numéro 13

Un des deux domine l'autre

(déterminez les rôles en jouant à pile ou face)

★ Vous avez tous les pouvoirs. Utilisez des menottes, bandez-lui les yeux, donnez-lui des ordres. Il/elle est votre objet sexuel.

Love

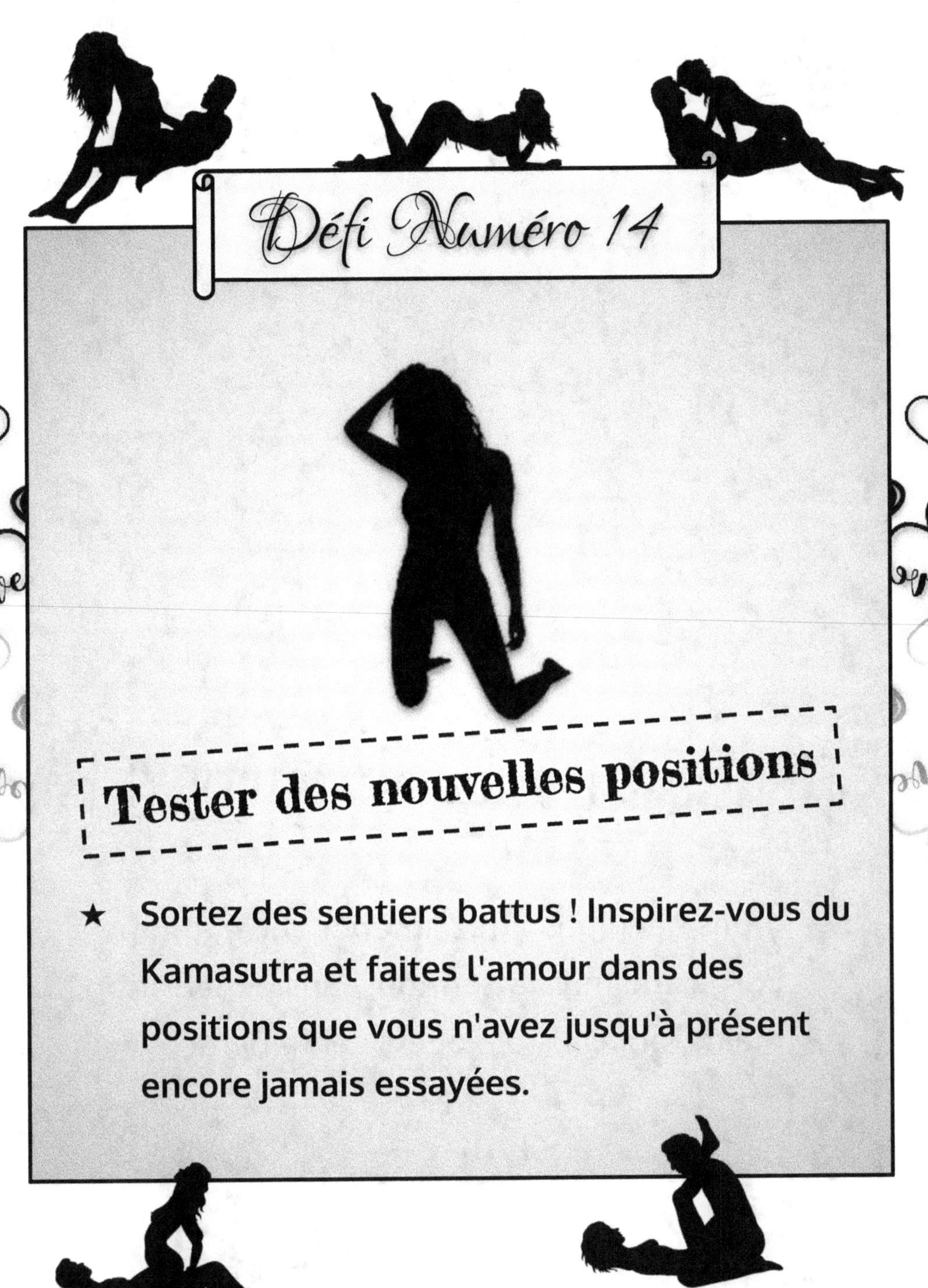

Défi Numéro 14

Tester des nouvelles positions

★ Sortez des sentiers battus ! Inspirez-vous du Kamasutra et faites l'amour dans des positions que vous n'avez jusqu'à présent encore jamais essayées.

Love

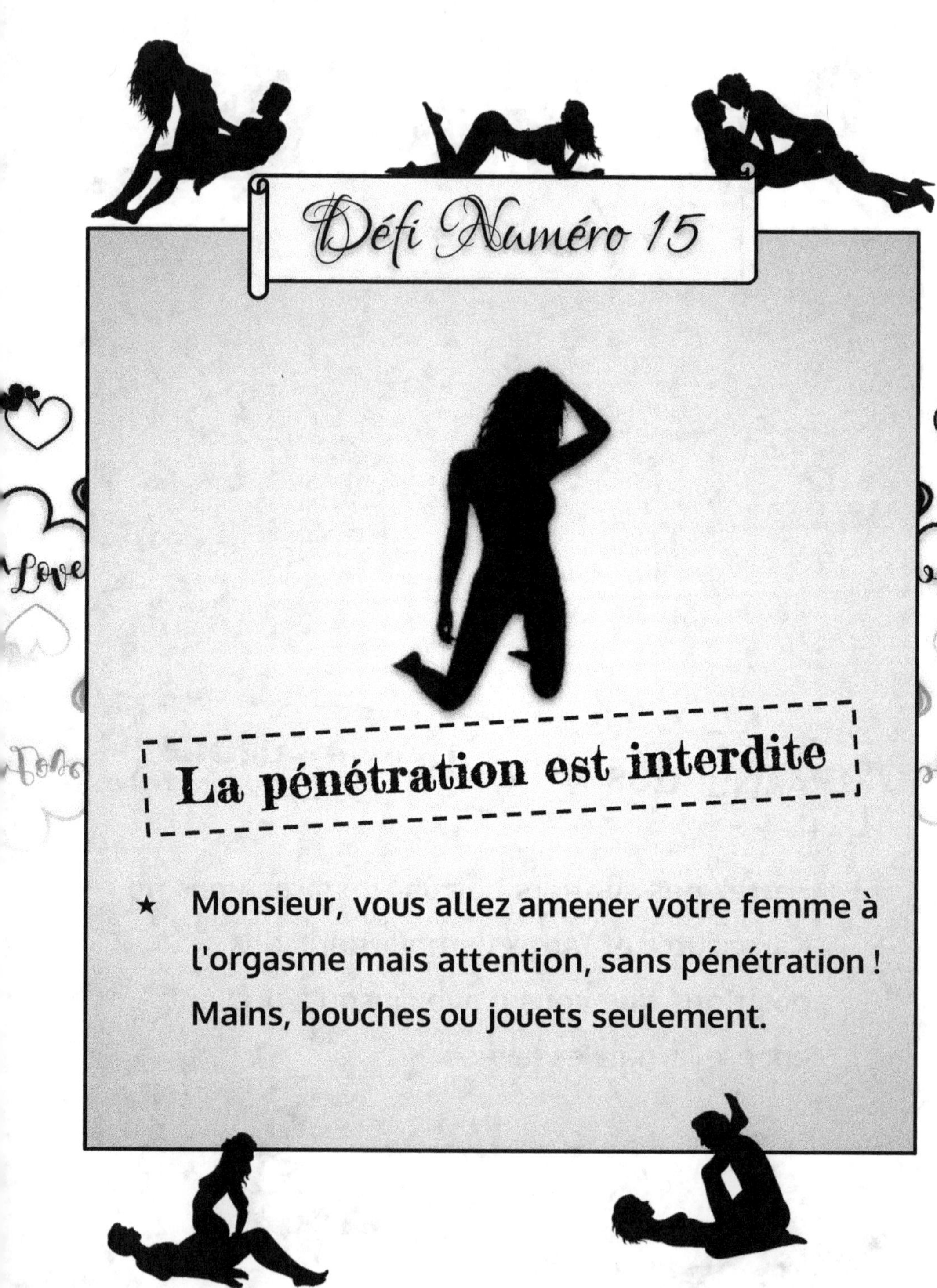
Défi Numéro 15

La pénétration est interdite

★ Monsieur, vous allez amener votre femme à l'orgasme mais attention, sans pénétration ! Mains, bouches ou jouets seulement.

Love

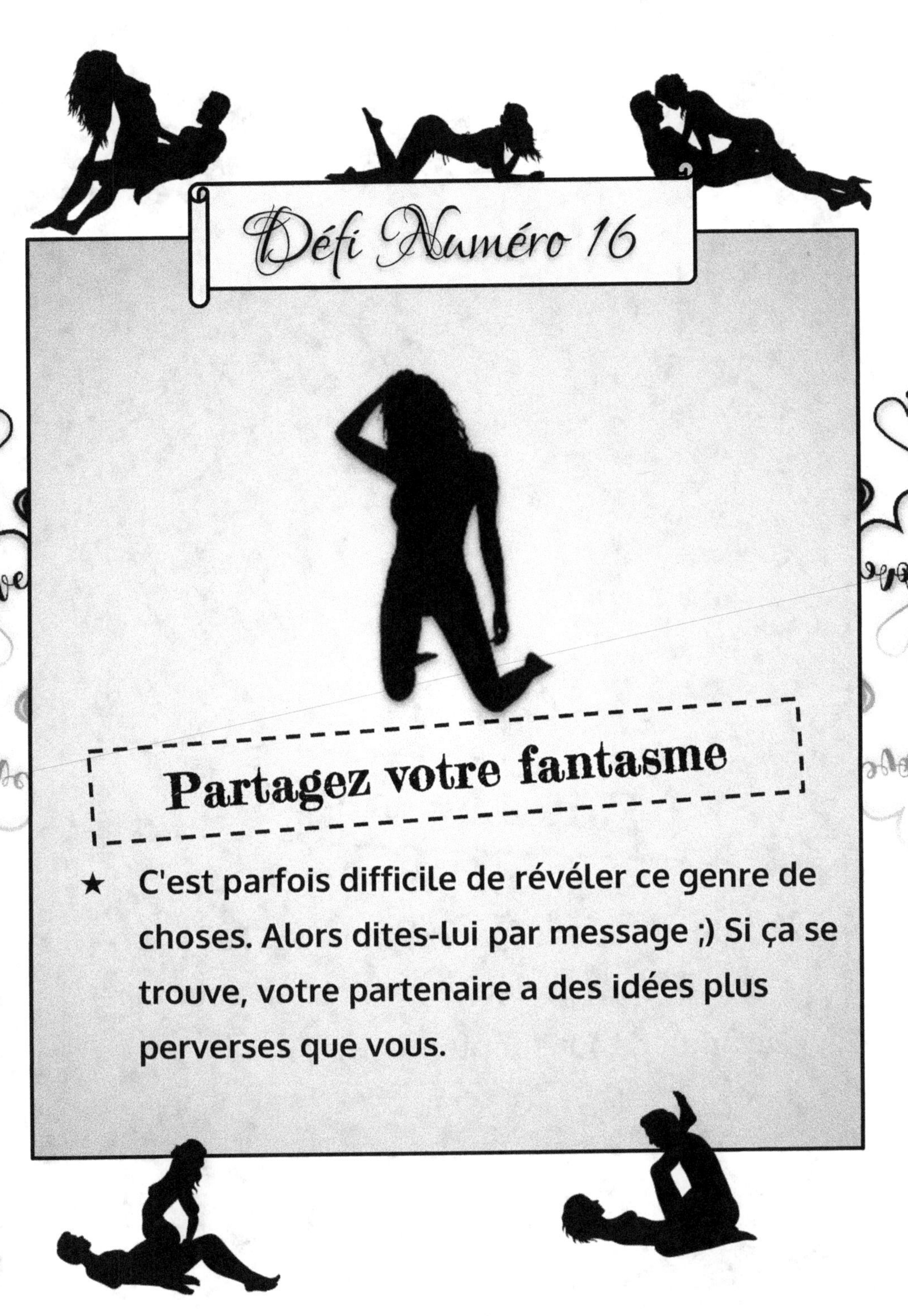

★ C'est parfois difficile de révéler ce genre de
choses. Alors dites-lui par message ;) Si ça se
trouve, votre partenaire a des idées plus
perverses que vous.

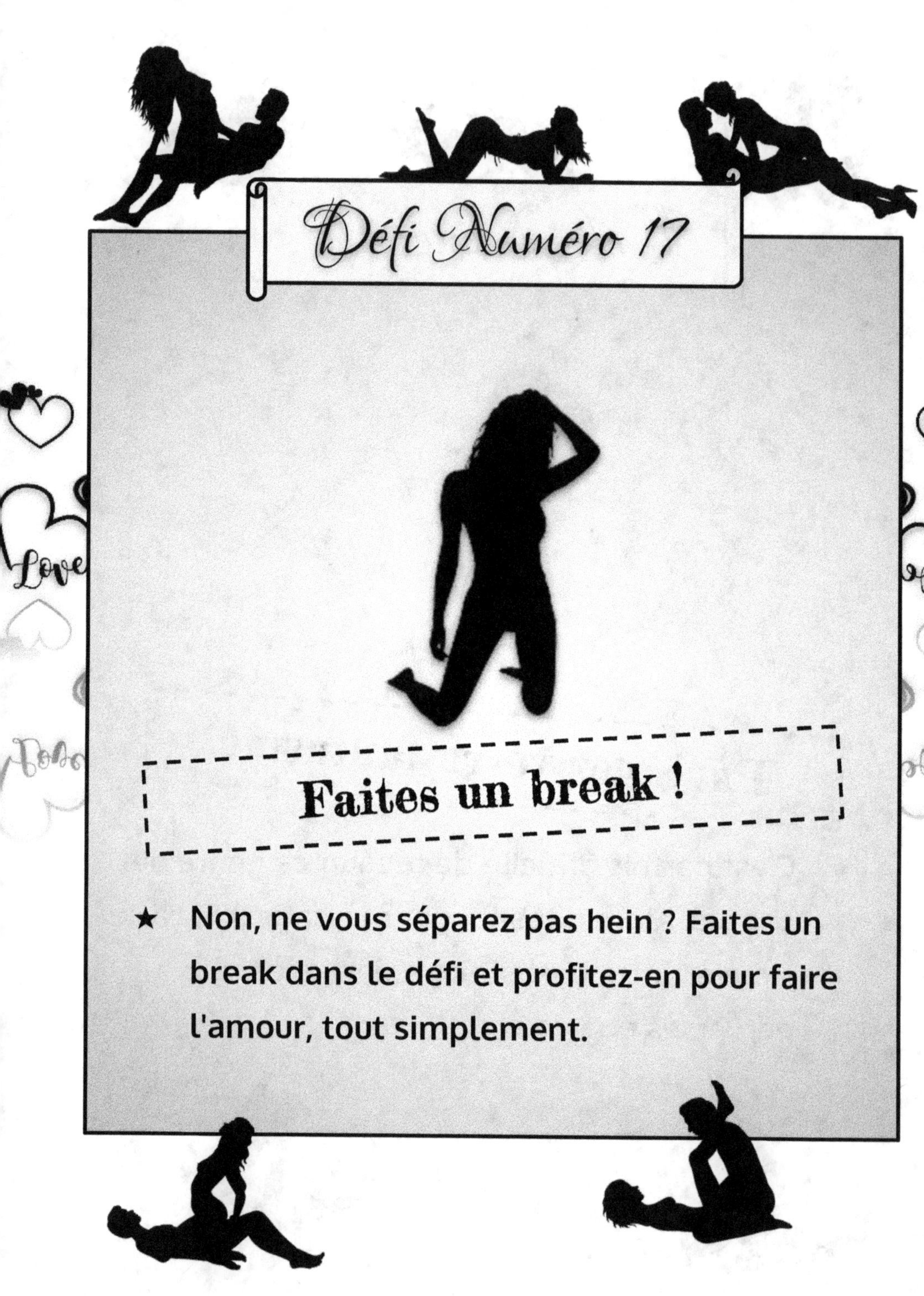

★ Non, ne vous séparez pas hein ? Faites un break dans le défi et profitez-en pour faire l'amour, tout simplement.

Défi Numéro 18

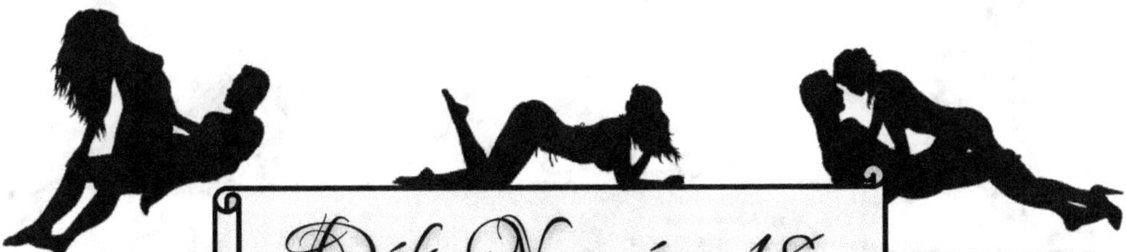

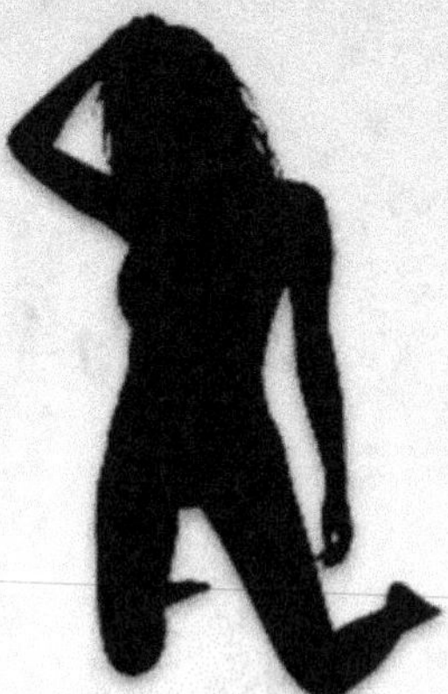

Prendre un bain de minuit

★ À la plage, dans la piscine ou dans un jacuzzi/spa si ce n'est pas la saison, enlevez tous vos vêtements et jetez-vous dans l'eau. Comme il fait nuit et que vous êtes dans l'eau, personne ne saura ce que vous faites ;)

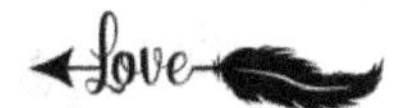

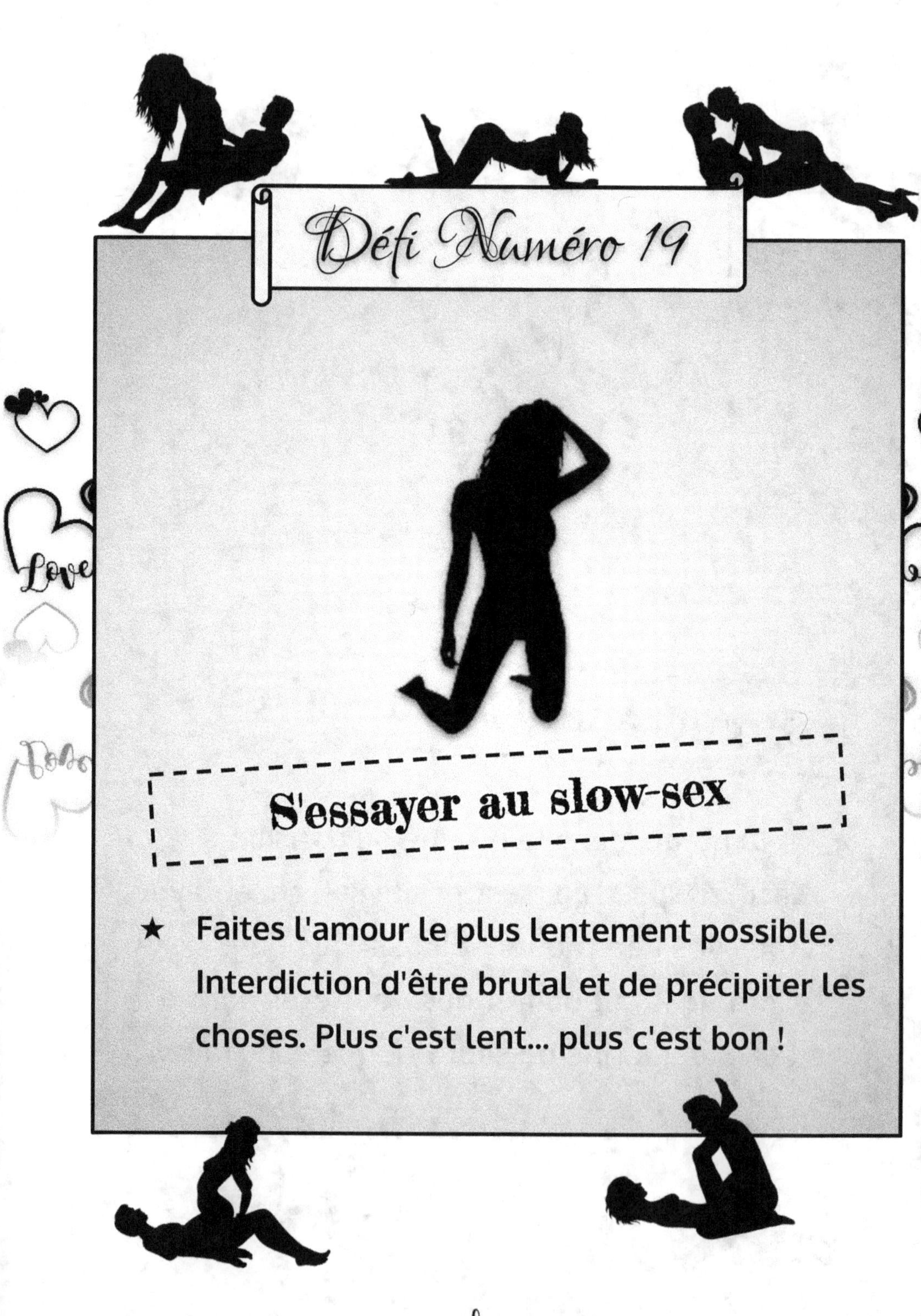

Défi Numéro 19

S'essayer au slow-sex

★ Faites l'amour le plus lentement possible.
Interdiction d'être brutal et de précipiter les
choses. Plus c'est lent... plus c'est bon !

Love

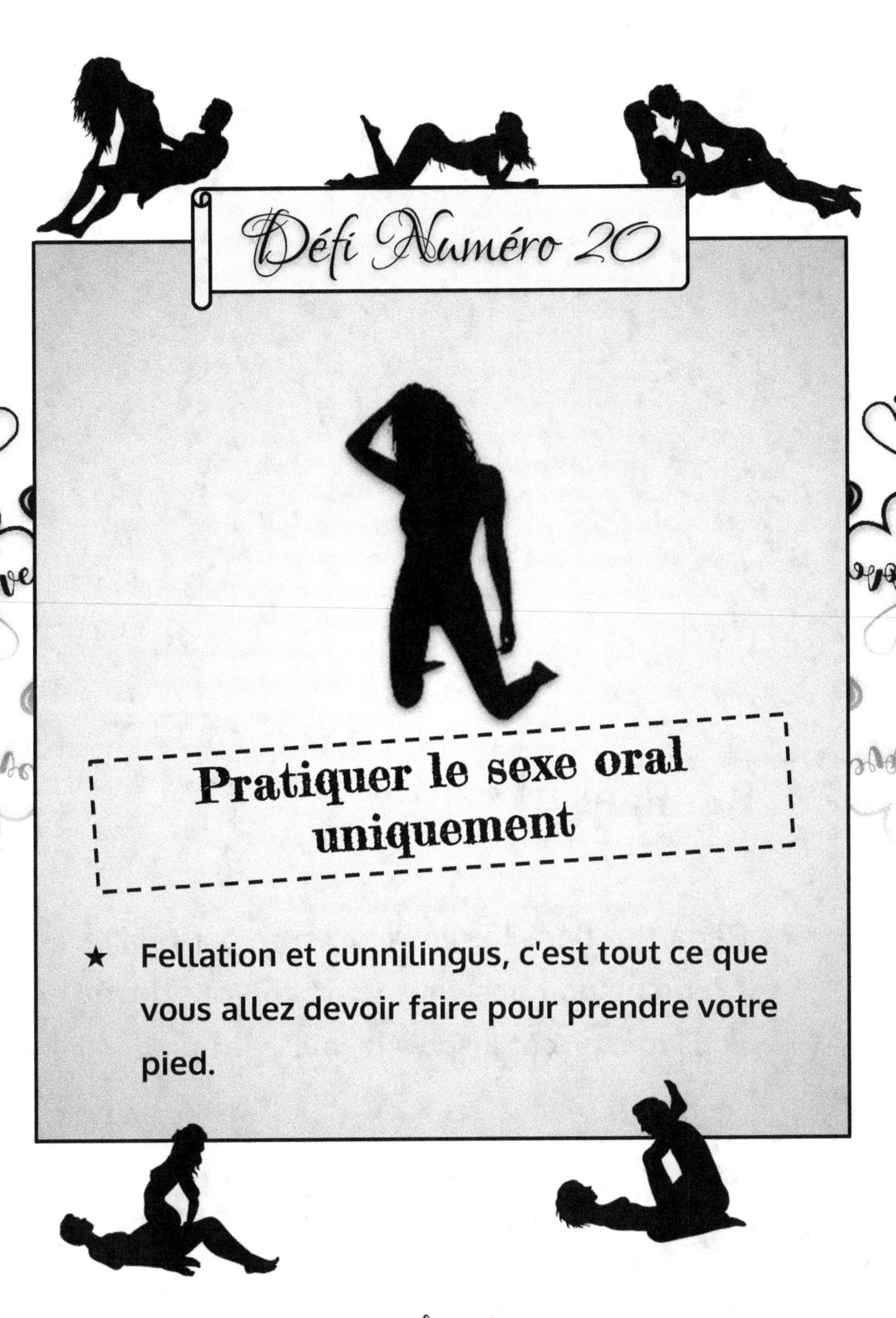

Défi Numéro 20

Pratiquer le sexe oral
uniquement

★ Fellation et cunnilingus, c'est tout ce que
vous allez devoir faire pour prendre votre
pied.

Love

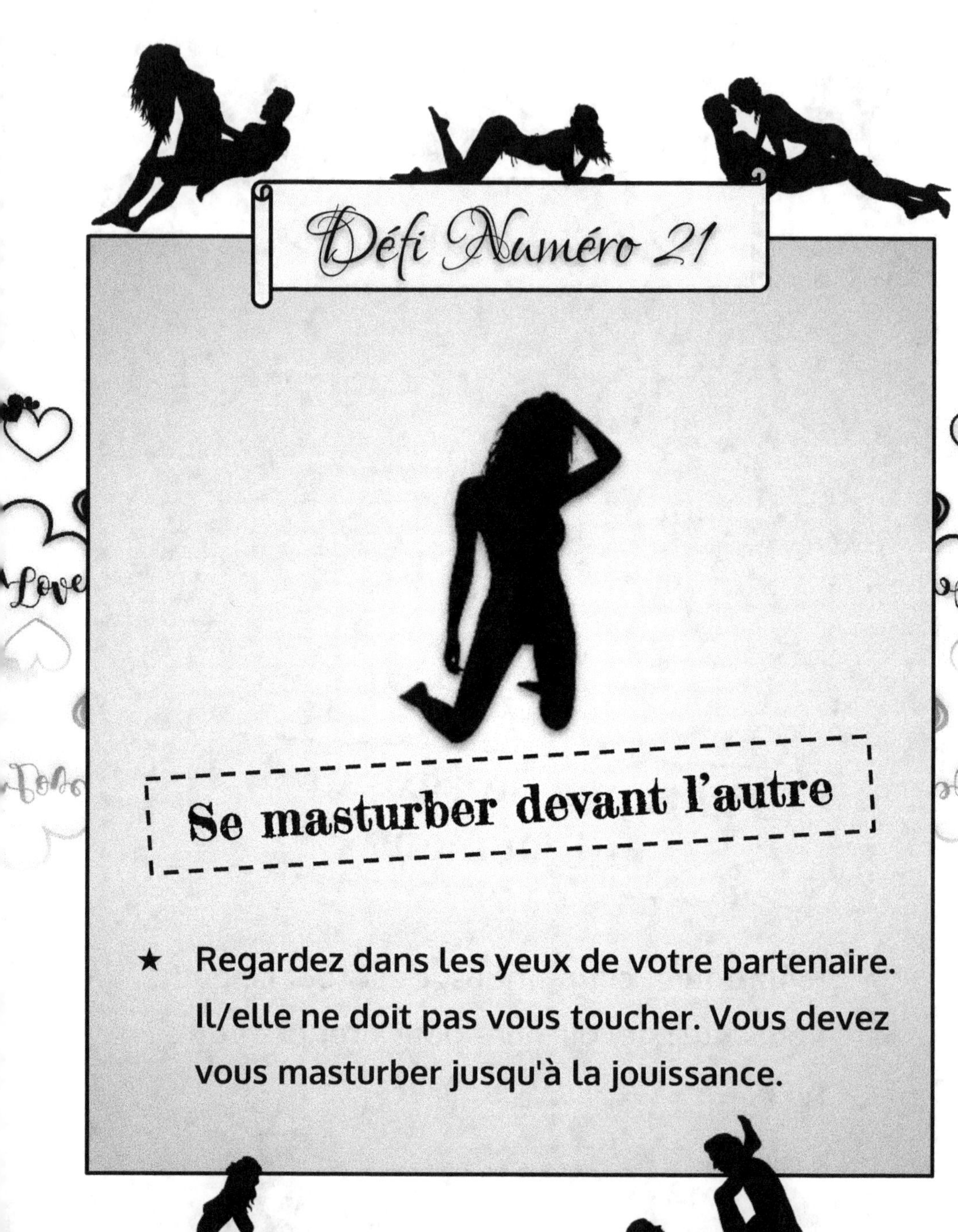

Défi Numéro 21

Se masturber devant l'autre

★ Regardez dans les yeux de votre partenaire.
Il/elle ne doit pas vous toucher. Vous devez
vous masturber jusqu'à la jouissance.

Défi Numéro 22

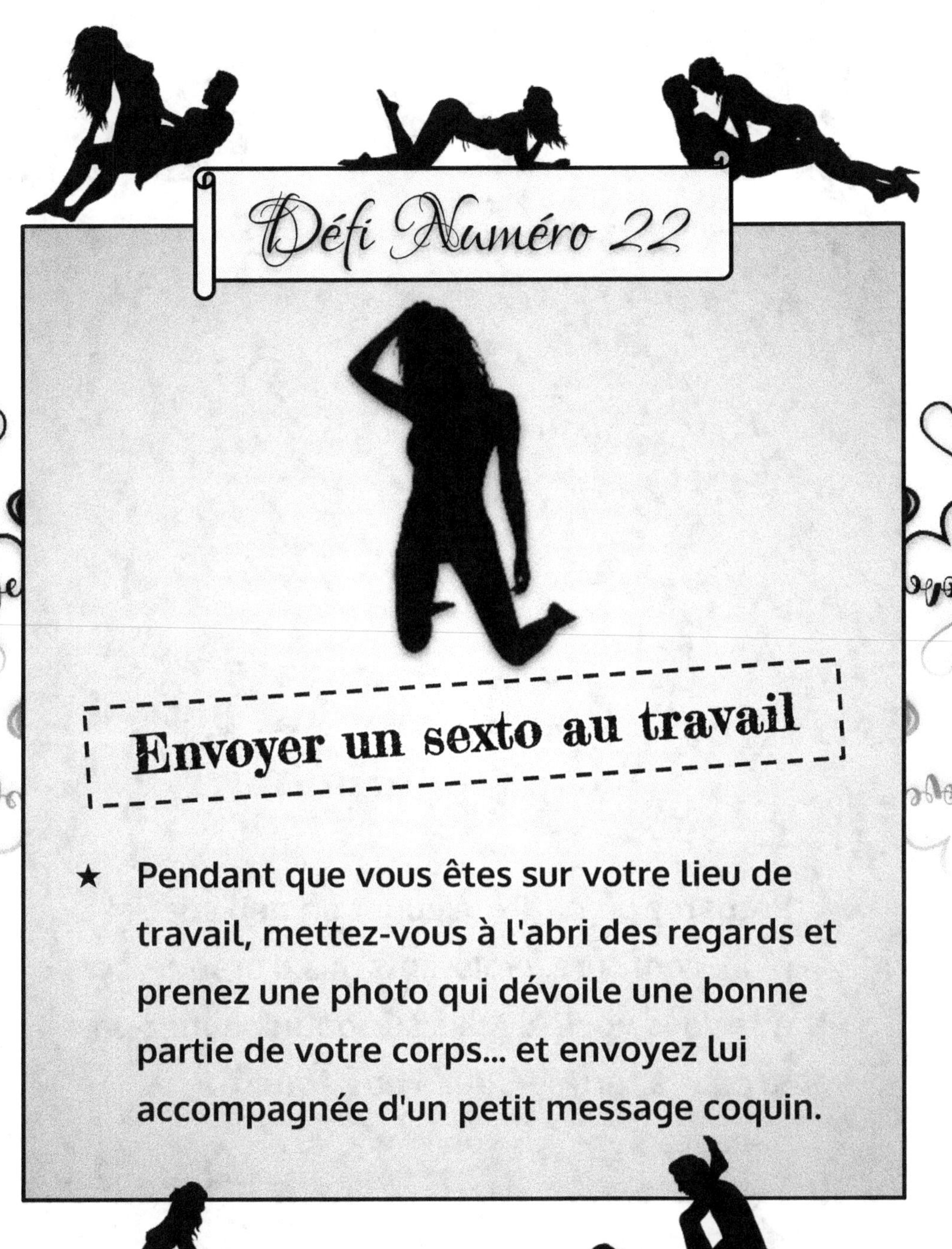

Envoyer un sexto au travail

★ Pendant que vous êtes sur votre lieu de travail, mettez-vous à l'abri des regards et prenez une photo qui dévoile une bonne partie de votre corps... et envoyez lui accompagnée d'un petit message coquin.

Défi Numéro 23

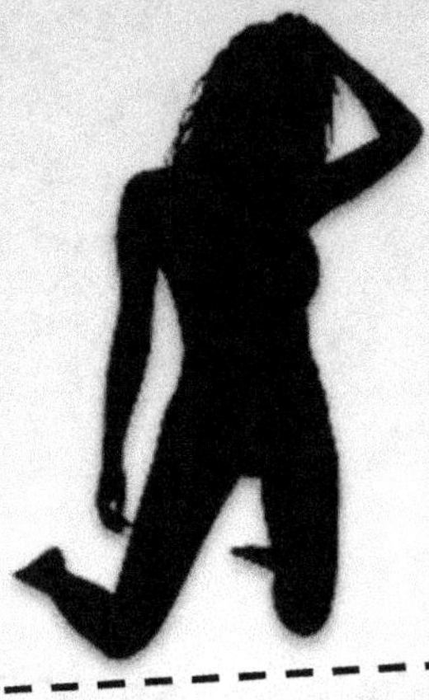

Le/la réveiller avec un petit déjeuner gourmand

★ Préparez un petit-déjeuner un peu spécial :
pain, confiture, croissants, jus d'orange... ce
que vous voulez. Mais surtout n'oubliez pas
la pâte à tartiner, que vous étalerez
délicatement sur son sexe...

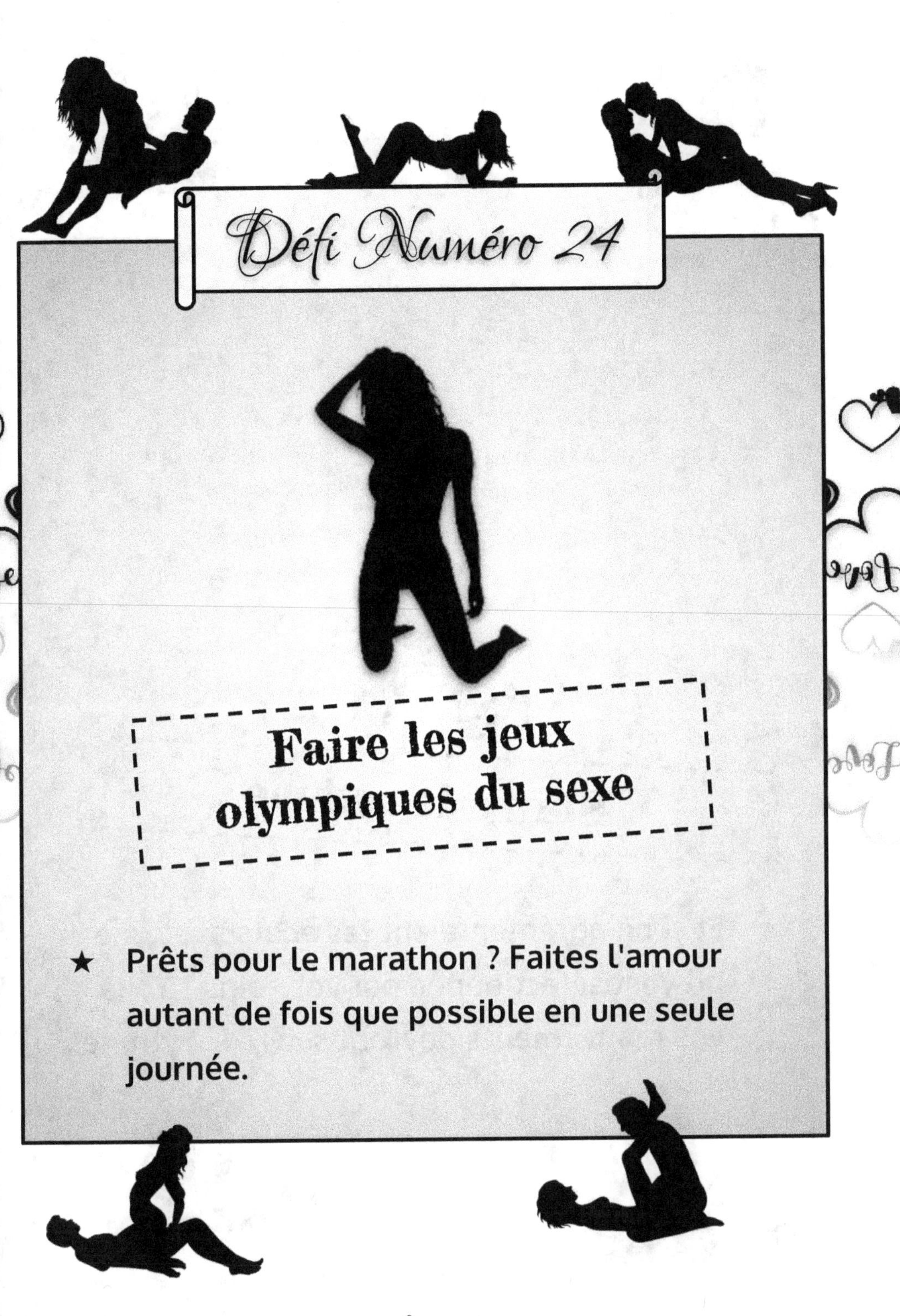
Défi Numéro 24

Faire les jeux
olympiques du sexe

★ Prêts pour le marathon ? Faites l'amour
autant de fois que possible en une seule
journée.

Love

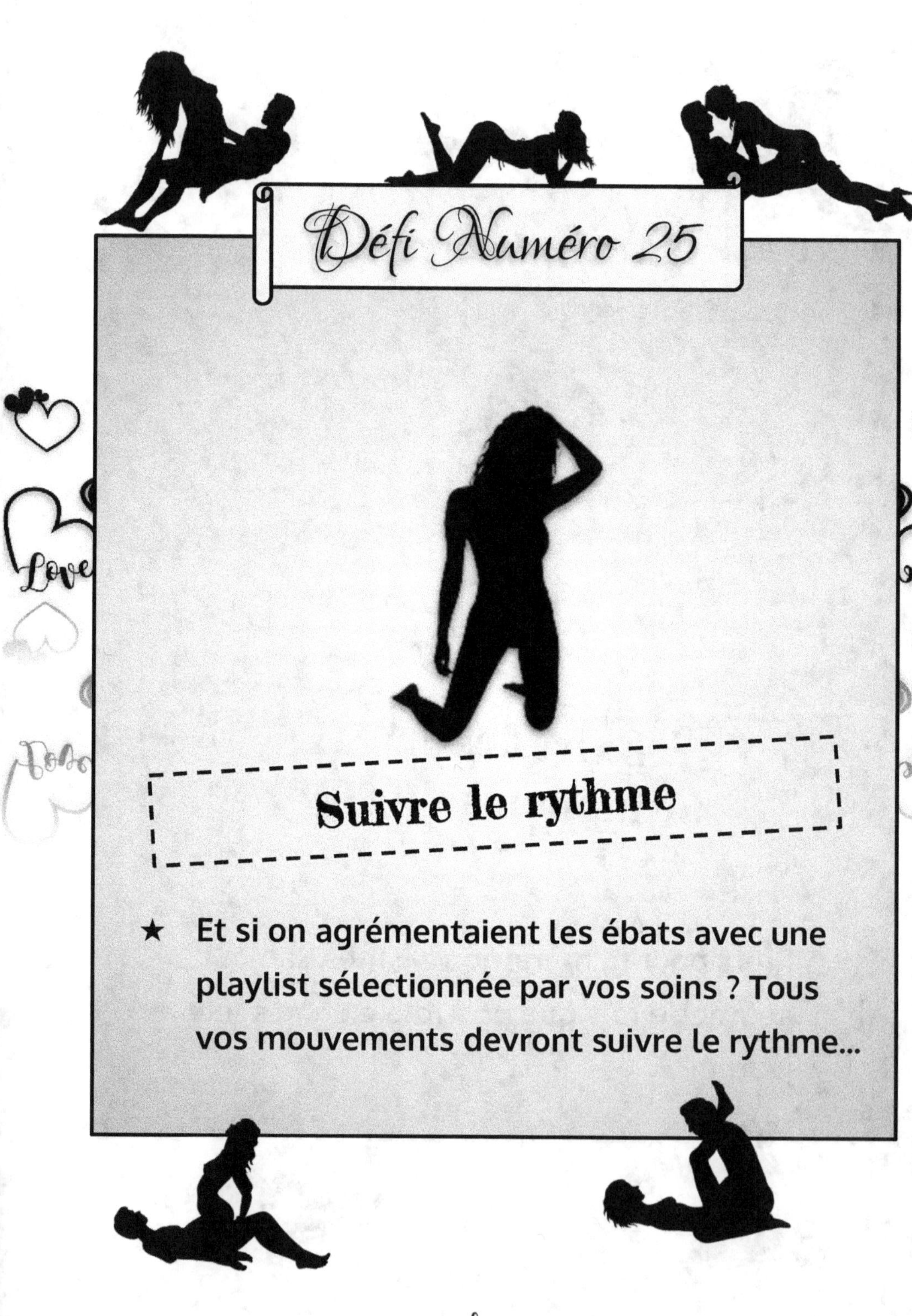

Défi Numéro 25

Suivre le rythme

★ Et si on agrémentaient les ébats avec une
playlist sélectionnée par vos soins ? Tous
vos mouvements devront suivre le rythme...

Love

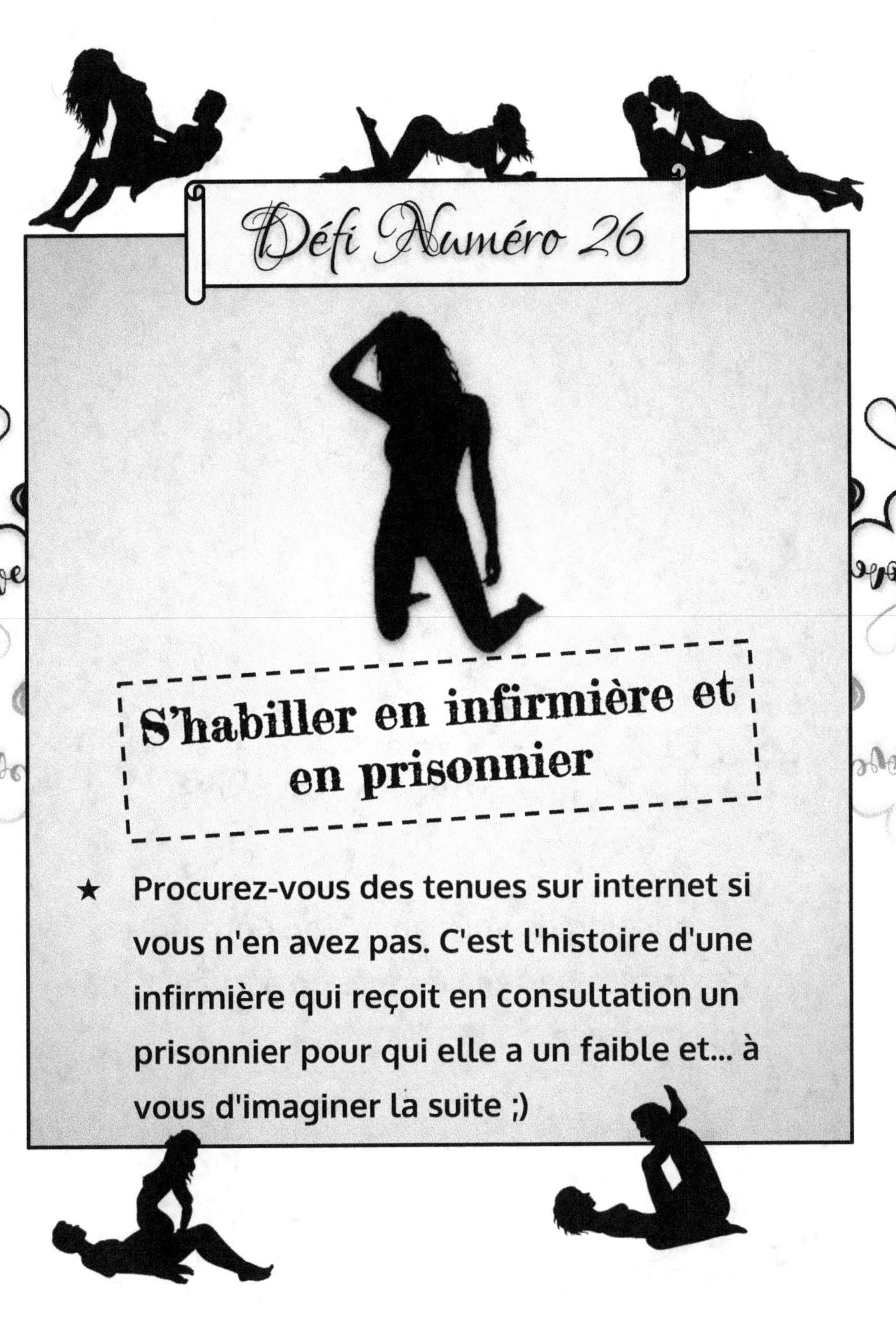

S'habiller en infirmière et en prisonnier

★ Procurez-vous des tenues sur internet si vous n'en avez pas. C'est l'histoire d'une infirmière qui reçoit en consultation un prisonnier pour qui elle a un faible et... à vous d'imaginer la suite ;)

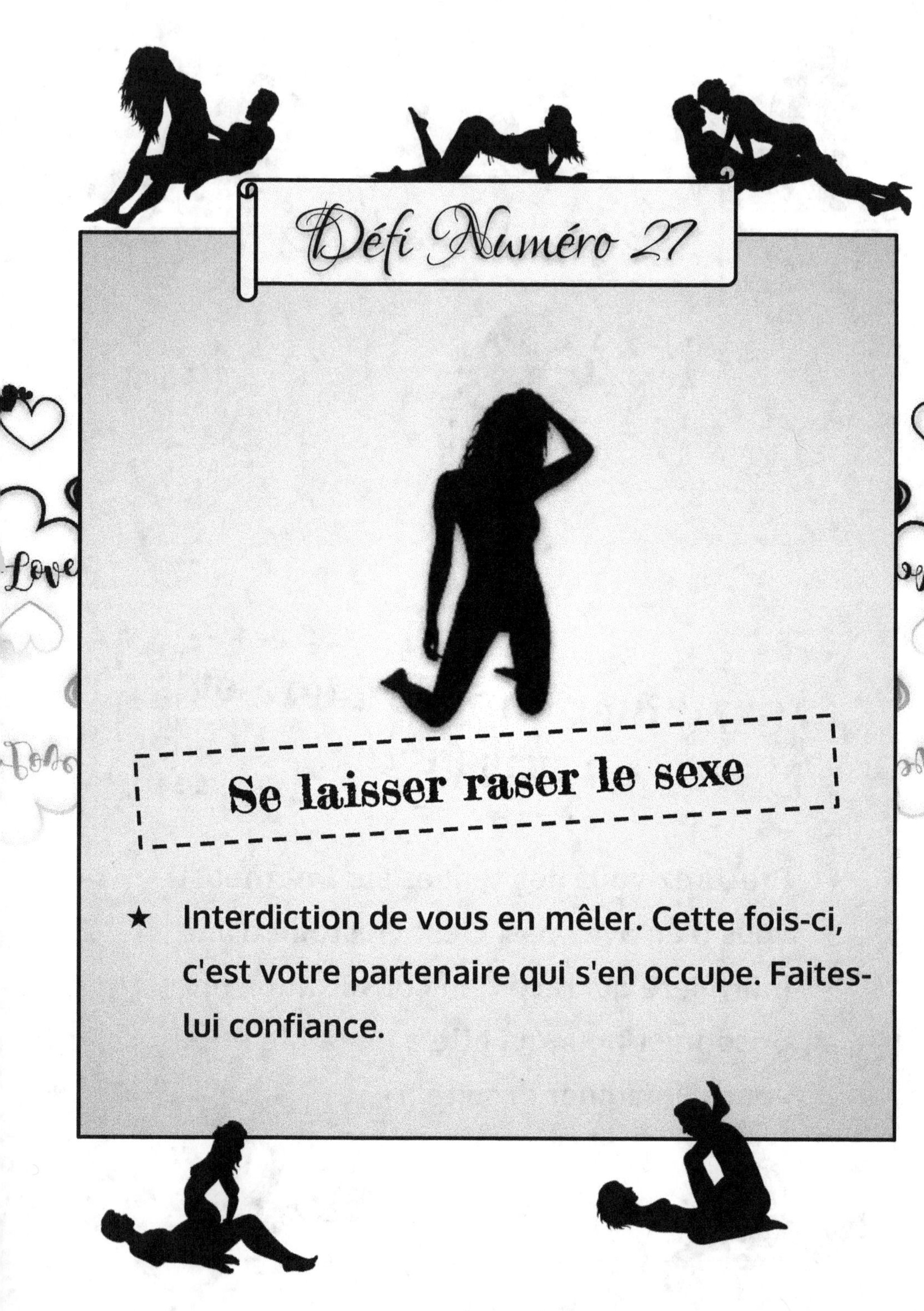

Défi Numéro 27

Se laisser raser le sexe

★ Interdiction de vous en mêler. Cette fois-ci, c'est votre partenaire qui s'en occupe. Faites-lui confiance.

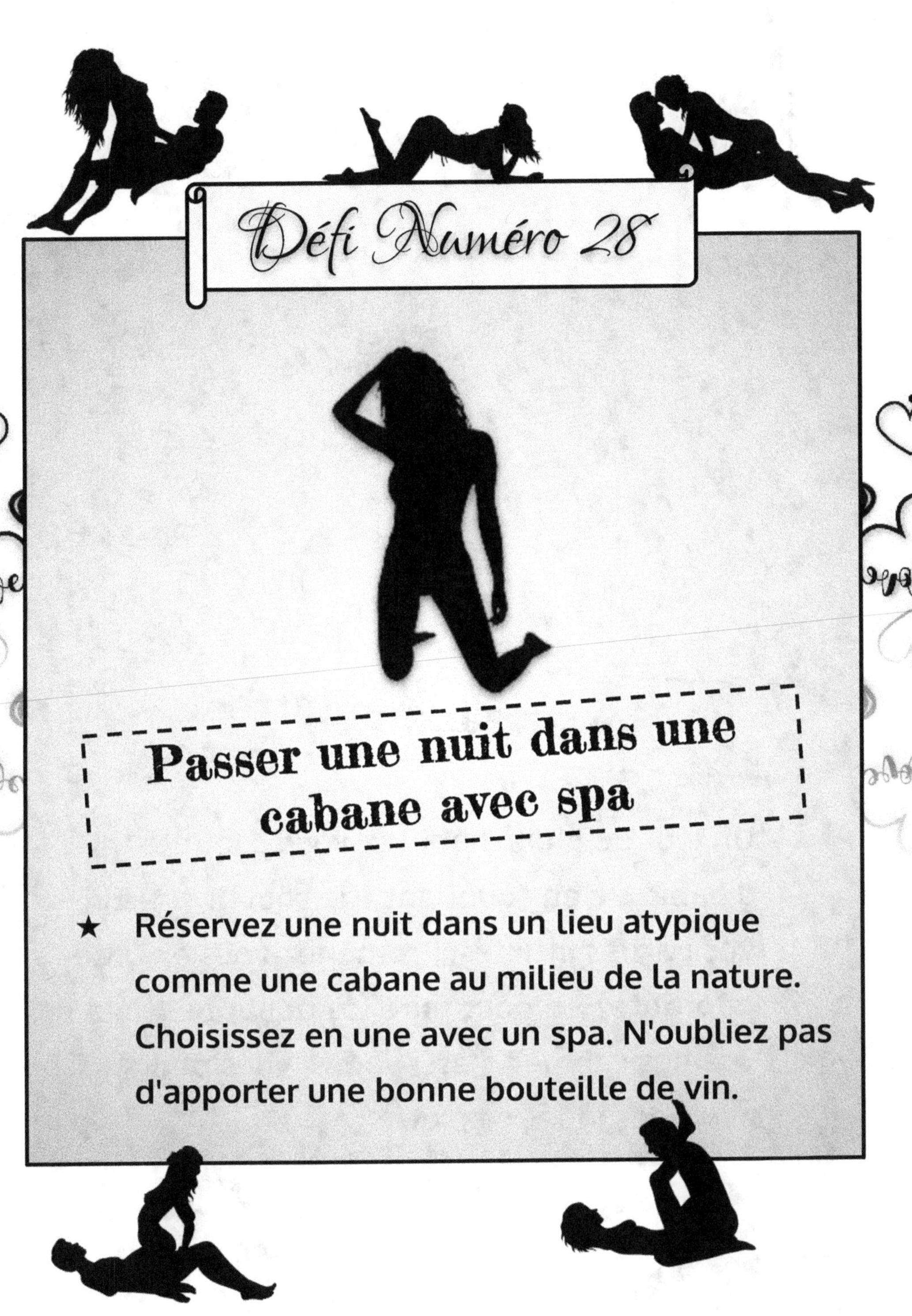

Défi Numéro 28

Passer une nuit dans une
cabane avec spa

★ Réservez une nuit dans un lieu atypique
comme une cabane au milieu de la nature.
Choisissez en une avec un spa. N'oubliez pas
d'apporter une bonne bouteille de vin.

Love

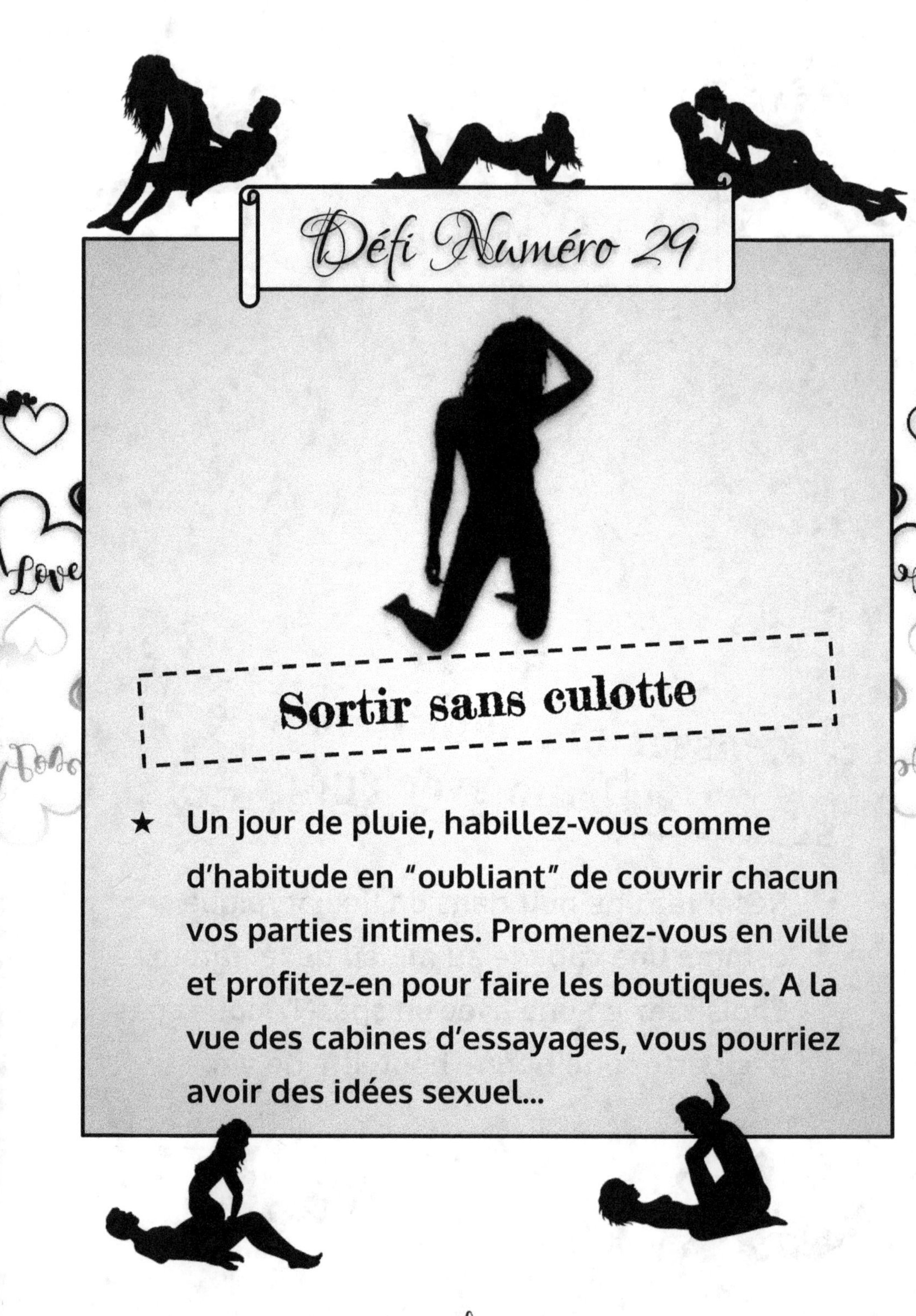

Défi Numéro 29

Sortir sans culotte

★ Un jour de pluie, habillez-vous comme d'habitude en "oubliant" de couvrir chacun vos parties intimes. Promenez-vous en ville et profitez-en pour faire les boutiques. A la vue des cabines d'essayages, vous pourriez avoir des idées sexuel...

Love

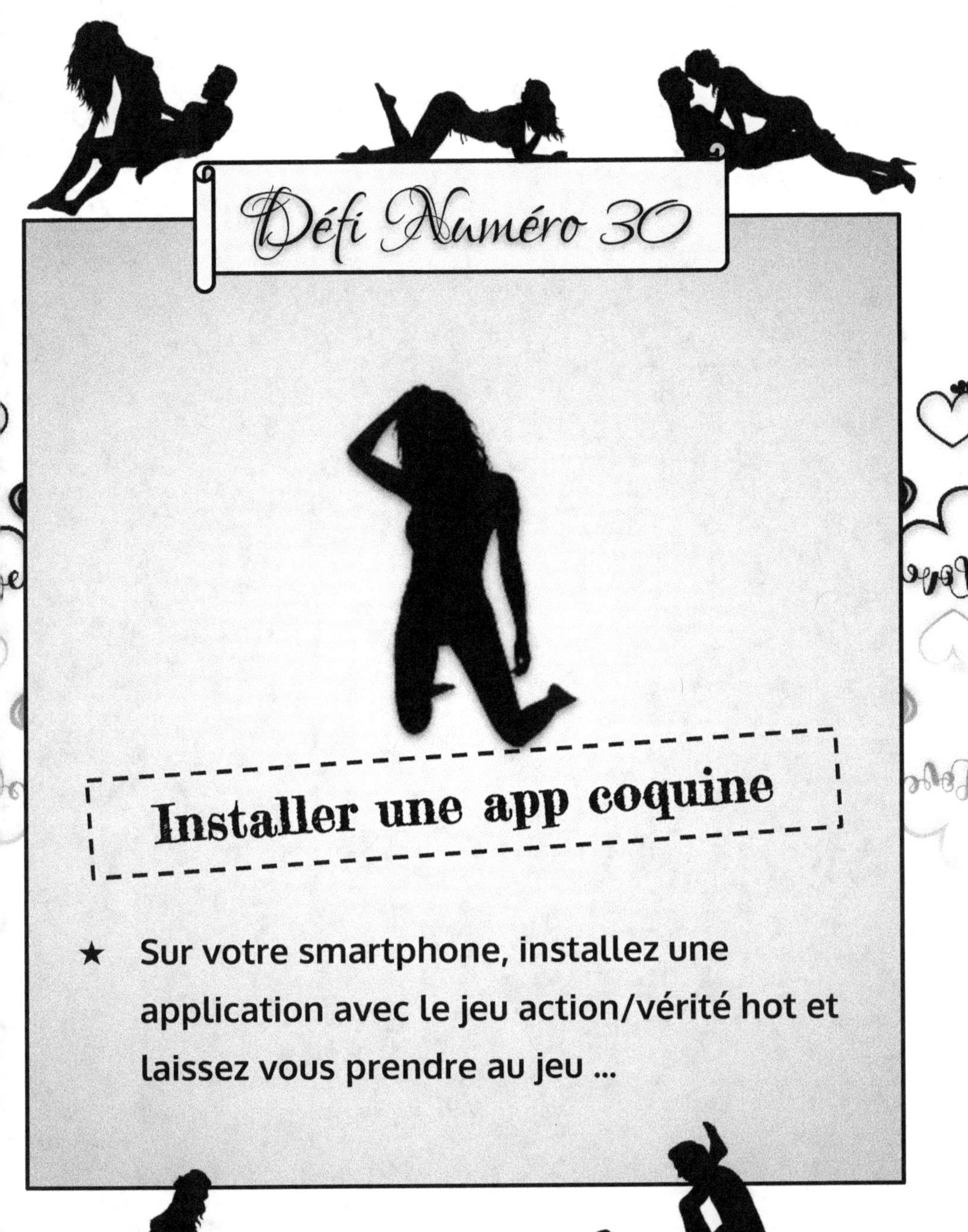

★ Sur votre smartphone, installez une application avec le jeu action/vérité hot et laissez vous prendre au jeu ...

Love

www.ingramcontent.com/pod-product-compliance
Lightning Source LLC
Chambersburg PA
CBHW061712250726
48657CB00002B/602